Ch. Schacher / H. Worth

Mein Asthma habe ich im Griff!

Ch. Schacher / H. Worth

Mein Asthma habe ich im Griff!

Begleitbuch zu **NASA** – **N**ationales **A**mbulantes **S**chulungsprogramm für erwachsene **A**sthmatiker

Mit 24 Abbildungen und 3 Tabellen

Deutscher Ärzte-Verlag Köln

Prof. Dr. med.
Heinrich Worth
und
Dr. med.
Christian Schacher

Medizinische Klinik I
Klinikum Fürth
Jakob-Henle-Straße 1
90766 Fürth

ISBN 978-3-7691-7094-8
aerzteverlag.de

Bibliografische Information der Deutschen Nationalbibliothek
Die Deutsche Nationalbibliothek verzeichnet diese Publikation in der Deutschen Nationalbibliografie; detaillierte bibliografische Daten sind im Internet über http://dnb.d-nb.de abrufbar.

Wichtiger Hinweis:
Die Medizin und das Gesundheitswesen unterliegen einem fortwährenden Entwicklungsprozess, sodass alle Angaben immer nur dem Wissensstand zum Zeitpunkt der Drucklegung entsprechen können.
Die angegebenen Empfehlungen wurden von Verfassern und Verlag mit größtmöglicher Sorgfalt erarbeitet und geprüft. Trotz sorgfältiger Manuskripterstellung und Korrektur des Satzes können Fehler nicht ausgeschlossen werden.
Der Benutzer ist aufgefordert, zur Auswahl sowie Dosierung von Medikamenten die Beipackzettel und Fachinformationen der Hersteller zur Kontrolle heranzuziehen und im Zweifelsfall einen Spezialisten zu konsultieren.
Der Benutzer selbst bleibt verantwortlich für jede diagnostische und therapeutische Applikation, Medikation und Dosierung.
Verfasser und Verlag übernehmen infolgedessen keine Verantwortung und keine daraus folgende oder sonstige Haftung für Schäden, die auf irgendeine Art aus der Benutzung der in dem Werk enthaltenen Informationen oder Teilen davon entstehen.

Bildnachweis:
Abbildungen 1, 2, 4, 5, 6, 7, 23 und 24: Heike Hübner, Am Pichelsee 5, 13595 Berlin
Abbildungen 8 bis 22: iKOMM GmbH, Friesenstr. 14, 53175 Bonn
Abbildungen 3: Dr. med. Christian Schacher

Umschlagkonzeption: Hans Peter Willberg und Ursula Steinhoff
Satz: Plaumann, 47807 Krefeld
Druck/Bindung: Zimmermann Druck, 58802 Balve

5 4 3 2 1 0 / 615

Vorwort

Herzlichen Glückwunsch! Mit der Teilnahme an der **NASA**-Schulung haben Sie einen ersten entscheidenden Schritt zu einem besseren Leben mit Ihrer Erkrankung getan. In den folgenden Stunden werden Sie nicht nur viel über Ihre Erkrankung erfahren, sondern auch lernen, wie Sie zusammen mit Ihrem Arzt eine Optimierung der Behandlung erreichen. Sie werden erfahren, wie Sie den häufig wechselnden Schweregrad Ihres Asthmas selbst erkennen können und sich anbahnende Verschlechterungen frühzeitig durch Änderung der Dosis Ihrer Asthma-Medikamente in den Griff bekommen können. Sie lernen, Ihre Asthma-Medikamente so einzusetzen, dass sie eine optimale Wirkung und möglichst wenige unerwünschte Auswirkungen entfalten. Dazu gehört vor allem eine korrekte Technik der Inhalation Ihrer Medikamente. Kurz gesagt: Nach der Schulung werden Sie die Krankheit kontrollieren und nicht die Erkrankung Sie!

Dieses Patientenbuch wurde speziell als Begleitbuch für die **NASA**-Schulung angefertigt und ermöglicht Ihnen, die Inhalte der Schulung jederzeit zu wiederholen.

Die Autoren im November 2006

Inhaltsverzeichnis

1 Was ist Asthma?

Funktion und Aufbau der Lunge

Die wichtigste Aufgabe der Lunge ist die Aufnahme von Sauerstoff und die Abgabe von Kohlendioxid (verbrauchter Luft). Am günstigsten ist es, über die **Nase** einzuatmen. Dabei wird die Luft gefiltert, angefeuchtet und erwärmt. So vorbereitet, strömt die Luft durch die Luftröhre, die sich in zwei große Äste (Hauptbronchien) aufteilt. Diese **Bronchien** verzweigen sich immer weiter in kleinere Äste bis in die **Lungenbläschen**, in denen der eigentliche Gasaustausch stattfindet. Dicht um die Lungenbläschen herum befinden sich feine Äderchen. Der Sauerstoff kann durch die Lungenbläschen in diese feinen Äderchen gelangen. Die roten Blutkörperchen nehmen den Sauerstoff auf und transportieren ihn durch den Körper zu den Zellen, die ihn zur Verbrennung benötigen.

Die Oberfläche der Lungenbläschen entspricht einer Fläche von 70–140 qm.

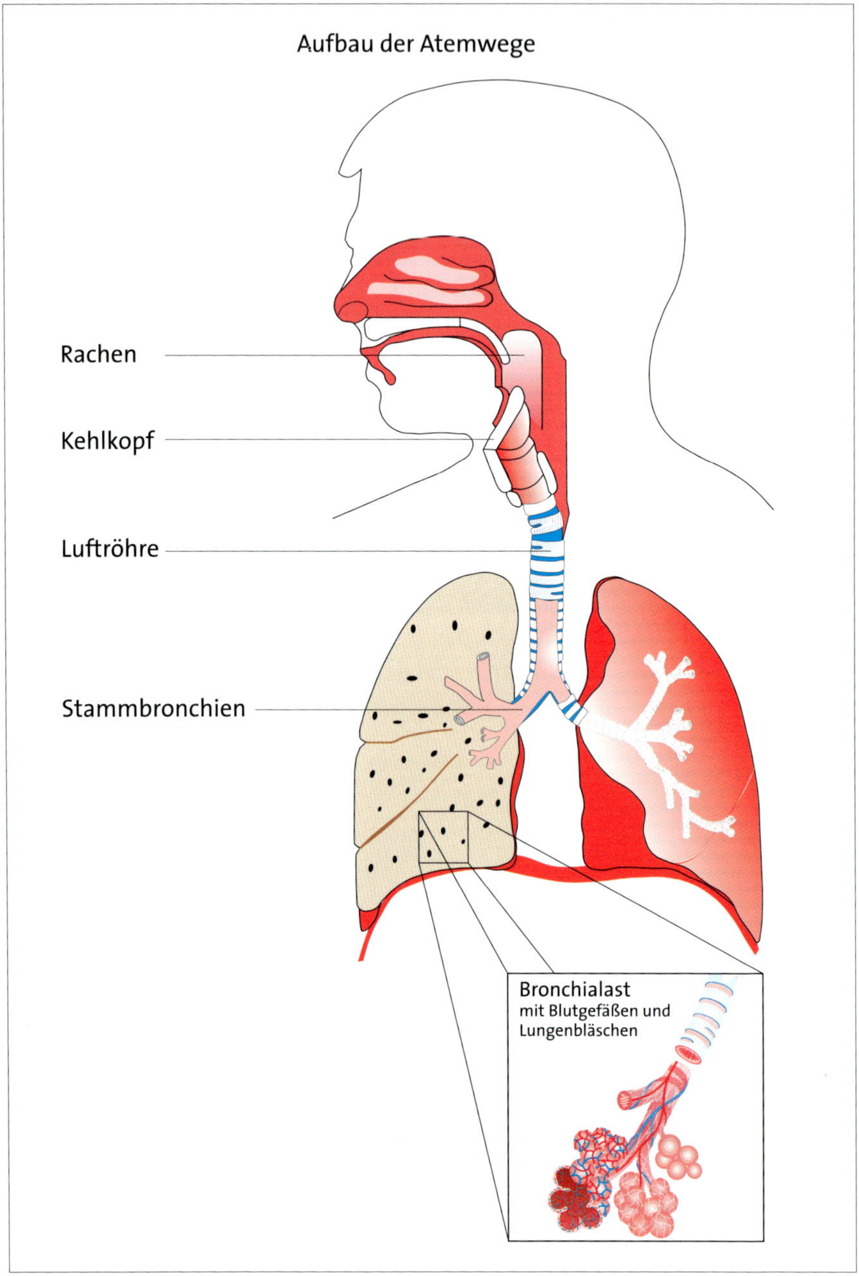

Abb. 1: Aufbau der Atemwege

Veränderungen der Atemwege beim Asthma

Als Ursache für das Asthma sieht man heute eine chronische (dauerhafte) **Entzündung** der Atemwege. Diese ist nicht durch Bakterien oder Viren bedingt. In der Regel besteht die Entzündung ein Leben lang und kann durch bestimmte Einflüsse stärker oder schwächer sein. Durch diese Entzündung kommt es zu folgenden wichtigen Veränderungen in der Lunge:

- **Schwellung** der Schleimhaut
- **Verkrampfung** der Bronchialmuskulatur
- **vermehrte Bildung** eines zähen **Schleims**

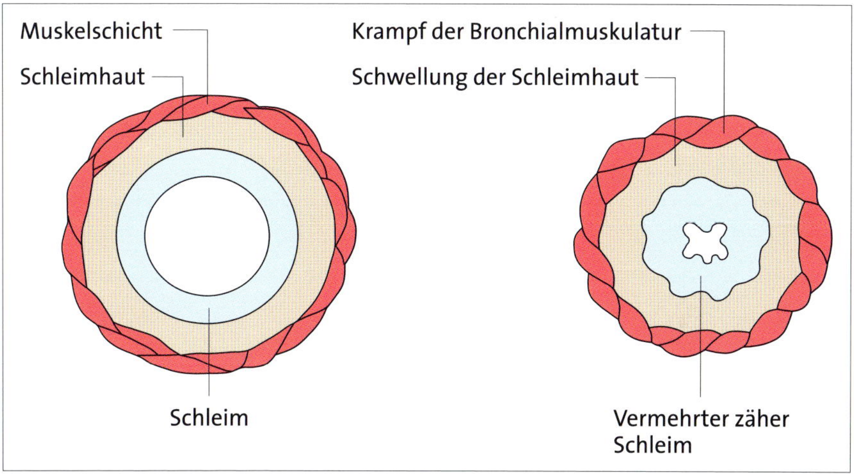

Abb. 2: Gesunder und kranker Bronchus

Das so veränderte Bronchialsystem ist sehr empfindlich und kann sich auf unterschiedliche Reize hin verengen. Je stärker die Entzündung, desto höher ist die Wahrscheinlichkeit, einen Asthmaanfall zu bekommen.

Wichtigstes Therapieziel ist daher die Behandlung der Entzündung und ein dadurch bedingtes Abschwellen der Schleimhaut, weniger Schleimbildung und geringere Verkrampfung der Bronchialmuskulatur.

Medikamentöses Therapiekonzept

1. **Entzündungshemmung** mit inhalativem Kortison
2. **Krampflösende** Medikamente wie Betamimetika

Auslöser von Atemnot

Jeder Asthmatiker hat „seine eigenen Auslöser“ von Atemnot. Je empfindlicher die Atemwege sind oder, anders formuliert, je stärker die Entzündung in den Atemwegen ist, desto leichter kann durch diese Auslöser ein Asthmaanfall entstehen. Ein wichtiges Ziel ist daher, neben einer konsequenten antientzündlichen Behandlung, seine Anfallsauslöser zu kennen und möglichst zu meiden. In der folgenden Tabelle sind verschiedene Anfallsauslöser dargestellt.

Tab. 1: Auslöser von Asthmaanfällen

Allergische Reize	Nicht-allergische Reize	
	chem.-physik. Reize	**sonstige Reize**
Hausstaubmilbenkot	Haushaltsreiniger	Witterungseinflüsse
Tierische Allergene	Autoabgase	Medikamente
Pollen	Körperpflegemittel	seelische Belastung
Schimmelpilze	Sprays	Sprechen, Singen
Nahrungsmittel	Farben und Lacke	Lachen, Weinen
Nahrungsmittelzusatzstoffe	Tabakrauch	Husten
Bettfedern	ätherische Öle	Hormone
berufliche Allergene	Dunst (Kochen)	Infekte

Daneben können auch einige Medikamente, die Ihnen wegen anderer Erkrankungen verordnet wurden, zu einer Verschlechterung Ihrer Atemwegssituation führen. Hierzu gehören:

Medikamente gegen Schmerzen, Fieber, Entzündungen und rheumatische Beschwerden

Der bekannteste Wirkstoff aus dieser Gruppe ist die Acetylsalicylsäure (Abkürzung: ASS), z.B. enthalten in Alka-Seltzer, Asasantin, Aspirin Dolomo, Dolviran, Gelonida, Godamed, Ilvico, Neuralgin, Quadronal, Thomapyrin, Togal.

Ein anderer Wirkstoff ist das Metamizol, z.B. enthalten in Baralgin, Novalgin, Novaminsulfon ratiopharm. Auch die Wirkstoffe Indometacin (z.B. Amuno), Piroxicam (z.B. Felden) und Diclofenac (z.B. Voltaren) können Atemnot auslösen.

Theoretisch können **alle Schmerzmittel** Atemnot verursachen. Erfahrungsgemäß kommt dies bei folgenden Wirkstoffen seltener vor: Paracetamol (z.B. Benuron) zur Behandlung von leichten Schmerzen, Pentazocin (z.B. Fortral), Tilidin (z.B. Valoron N) oder Tramadol (z.B. Tramal) zur Behandlung starker Schmerzzustände.

Beta-Rezeptorenblocker

Beta-Rezeptorenblocker, auch kurz Beta-Blocker genannt, werden zur Behandlung von Herzerkrankungen und Bluthochdruck eingesetzt. Sie dürfen bei Asthmatikern nicht verwendet werden, da sie die „Beta-Schlösser“ der Atemwege blockieren und somit schwere Asthmaanfälle auslösen können. Zu diesen Medikamenten gehören z.B. Beloc, Dociton, Metoprolol, Carvedilol, Dilatrend, Querto, Sotalol und Tenormin.

Vorsicht ist auch bei **Augentropfen** zur Behandlung des krankhaft erhöhten Augeninnendruckes (Grüner Star) geboten, denn diese können ebenfalls Beta-Blocker enthalten (z.B. Chibro-Timoptol).

Weitere Medikamente

Bei empfindlichen Personen kann prinzipiell **jedes Medikament** eine Unverträglichkeitsreaktion und somit Atemnot auslösen. Besonders häufig geschieht dies bei **Antibiotika** und **Lokalanästhetika** (z.B. Xylocain, Scandicain), die unter anderem beim Zahnarzt zur örtlichen Betäubung benutzt werden. Andere Medikamente enthalten Zusätze zur Verlängerung der Haltbarkeit, so genannte **Stabilisatoren** oder auch **Sulfite**, die ebenfalls Asthmaanfälle auslösen können.

Bevor Sie eines der genannten Medikamente einnehmen, sollten Sie vorher mit Ihrem Arzt Rücksprache halten.

Die vier Grundsäulen der Behandlung

1. Vermeidung von Auslösern und Verstärkern von Atemnot
2. Selbstkontrolle der Erkrankung
3. Konsequente medikamentöse Therapie
4. Atemtherapie

2 Allergien

Was ist eine Allergie?

Eine Allergie ist eine Überempfindlichkeitsreaktion des Körpers auf bestimmte Stoffe (Allergene). Die allergische Reaktion kann individuell unterschiedlich auftreten (Juckreiz, Anschwellen der Nasenschleimhaut, Ausschlag, tränende Augen oder Luftnot).

Wie kann eine Allergie festgestellt werden?

Die Abklärung einer Allergie erfolgt durch einen im Gebiet der Allergologie erfahrenen Arzt. Hierfür stehen verschiedene Untersuchungen zur Verfügung.

- **Krankengeschichte:** Durch gezielte Fragestellungen erfährt der Arzt, welche Allergene in Frage kommen können.
- **Hauttest (z.B. Prick-Test):** Mit einer Lanzette wird das verdächtige Allergen in die obere Hautschicht eingebracht. Durch die anschließende Reaktion können Rückschlüsse auf eine mögliche Allergie gezogen werden.
- **Blutuntersuchungen:** Im Labor können Antikörper (Eiweißmoleküle des Immunsystems) nachgewiesen werden.
- **Provokationstest:** Das verdächtige Allergen wird entweder in die Nase (nasale Provokation) oder durch Inhalation direkt in die Lunge (inhalative Provokation) eingebracht. Hierdurch kann direkt nachgewiesen werden, ob ein Allergen Asthmaanfälle auslösen kann.
- **Karenztest:** Vor allem, wenn Nahrungsmittel im Verdacht stehen, allergische Reaktionen auszulösen, können diese durch einen individuell erstellten Speiseplan gemieden werden.

Saisonunabhängige Allergien

Hausstaubmilben-Allergie

Hausstaubmilben kommen gehäuft in Betten, Teppichen und Vorhängen vor. Asthmatiker, die auf Grund einer Hausstaubmilben-Allergie Atemnot bekommen, haben häufig nachts und morgens Symptome. Ist eine solche Allergie nachgewiesen, können folgende Maßnahmen Linderung schaffen:

- Matratzenumhüllungen (Encasing)
- niederflorige Teppiche
- möglichst wischbare Böden
- waschbare Kopfkissen und Bettdecken (60°C)
- tägliches Lüften
- kühle und trockene Schlafräume

Allergie gegen Schimmelpilze

Schimmelpilze benötigen ein feuchtes Umfeld, um sich zu verbreiten. Daher findet man sie häufig in Kellern, Badezimmern, Blumentöpfen oder Hydrokulturen. Häufig verbergen sie sich auch hinter Tapeten, eingebauten Möbeln oder unter Teppichböden. Folgende Maßnahmen können Abhilfe schaffen:

- regelmäßiges Lüften
- Blumentöpfe aus dem Schlafraum verbannen
- Möbel, die an Außenwänden stehen, etwas von der Wand weg rücken, damit dahinter Luft gelangen kann
- keine Luftreinigungs- oder Luftbefeuchtungsanlagen verwenden

Tiere als Auslöser von Allergien

Häufig sind Tierhaare oder Tierschuppen Auslöser von Allergien. Folgende Maßnahmen können helfen:

- das Tier vom Bett und dem Schlafzimmer fernhalten
- die Lagerstätte des Tieres regelmäßig reinigen
- Fellpflege im Freien und von anderen durchführen lassen
- das Tier so oft wie möglich ins Freie lassen

- Wenn sich der Gesundheitszustand zu sehr verschlechtert, muss auch an eine Trennung von dem Tier gedacht werden.

Weitere saisonunabhängige Allergien

- Berufsallergene (z.B. Mehl, Holzstaub, Chemikalien)
- Medikamente

Saisonale Allergien

Die Pollenallergie

Die saisonalen Allergien kommen im Gegensatz zu den saisonunabhängigen Allergien nur zu bestimmten Jahreszeiten vor. Zunächst sollte geklärt werden, gegen welche Pollen der Patient allergisch reagiert. Da jede Pflanze nur zu einer bestimmten Jahreszeit blüht, können während dieser Jahreszeit bestimmte Vorkehrungen getroffen werden, um die allergische Reaktion zu mildern oder ganz zu vermeiden. Folgende Maßnahmen haben sich hierbei bewährt:

- möglichst das Allergen meiden (Aktivitäten im Freien an sonnigen und windigen Tagen vermeiden)
- konsequente antientzündliche Basismedikation
- Informationsdienste nutzen (Pollenfluginformation, s. Anhang)
- abends die Haare waschen oder duschen
- nachts nicht bei offenem Fenster schlafen
- am frühen Abend lüften
- im Auto die Fenster geschlossen halten
- Pollenfilter benutzen

Hyposensibilisierung

Die Hyposensibilisierung (früher: Desensibilisierung) ist eine Therapie, die den Körper langsam an das Allergen gewöhnt. Insbesondere bei Insektengiftallergien (Bienen und Wespen), aber auch bei Pollen- und Milbenkotallergien kann dadurch die allergische Reaktion gemindert werden. In der Regel dauert eine Hyposensibilisierung ca. drei Jahre. Das Allergen wird in aufsteigenden Dosen unter die Haut gespritzt, bis die Menge erreicht ist, die auch der Belastung in der Natur entspricht. Seit Kurzem kann die Hyposensibilisierung auch unter die Zunge gegeben werden (Sublingualtherapie). Durch die Hyposensibilisierung werden die besten Ergebnisse unter folgenden Bedingungen erzielt:

- bei einer kurzen Dauer der Allergie
- bei einer geringen Anzahl von Allergenen
- bei jüngeren Patienten

3 Selbstkontrolle der Erkrankung

Das Peak-Flow-Meter

Das Asthma ist bedingt durch eine Entzündung der Atemwege, die auf Grund verschiedener Einflüsse stärker oder schwächer sein kann. Die Weite der Atemwege ist häufig Schwankungen unterworfen, die von Asthmatikern nur schwer erkannt und eingestuft werden können. In der Regel spürt der Asthmatiker keine wesentliche Verschlechterung der Atemwegssituation, obwohl sich die Entzündung der Atemwege verstärkt hat. Um diese Schwankungen besser erkennen zu können, ist es wichtig, die Weite der Atemwege regelmäßig selbst zu messen. Zu diesem Zweck erhalten Sie im Rahmen der Asthmaschulung ein so genanntes Peak-Flow-Meter.

Das Peak-Flow-Meter ist ein einfaches, kleines und handliches Gerät, mit dem Sie an jedem Ort und zu jeder Zeit die Weite Ihrer Atemwege messen können. „Peak-Flow" ist das englische Wort für „Spitzenfluss".

Mit der regelmäßigen Aufzeichnung Ihrer Peak-Flow-Werte, erhalten Ihr Arzt und Sie einen genauen Überblick über Ihren Krankheitszustand. Medikamente können so genauer und effektiver eingesetzt werden. Außerdem können Sie drohende Asthmaanfälle frühzeitig erkennen und somit verhindern.

Wie messe ich mit dem Peak-Flow-Meter richtig?

- Immer in gleicher Körperposition messen (im Stehen oder Sitzen),
- Messzeiger vor der Messung auf Null stellen,
- Gerät waagerecht vor den Mund halten,
- tief einatmen und kurz die Luft anhalten,
- Mundstück mit den Lippen fest umschließen,
- schnell, kurz und mit aller Kraft ausatmen (wie beim Auspusten einer Kerze),
- 3 Messungen durchführen,
- den höchsten Wert im Asthma-Tagebuch notieren.

Häufige Fehler bei der Peak-Flow-Messung:

- Messzeiger oder Auslassdüsen mit den Fingern behindert
- Mundstück mit den Lippen unzureichend umschlossen
- in das Gerät gehustet (Trompetenstoß)
- zu schwach ausgeatmet

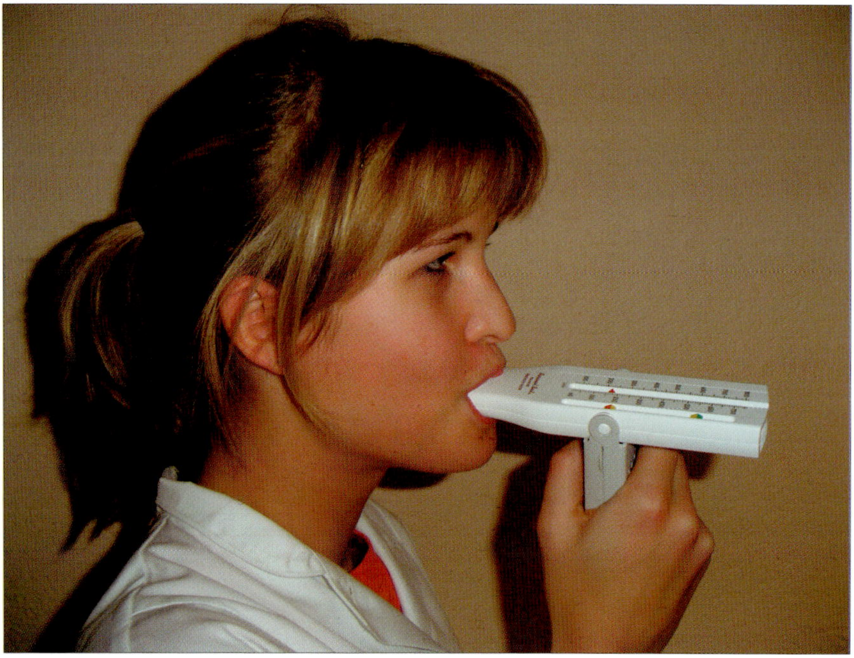

Abb. 3: Peak-Flow-Meter

Wie oft muss ich mit dem Peak-Flow-Meter messen?

Da auch die Weite Ihrer Atemwege häufigen Schwankungen unterworfen ist, ist es sinnvoll, mehrmals täglich Peak-Flow-Messungen durchzuführen. Ideal ist es, jeden Tag **morgens** nach dem Aufstehen, **mittags** und **abends**, also dreimal täglich, zu messen. Bei jeder Messung sollten Sie **dreimal** hintereinander in das Gerät pusten. Der **höchste Wert** wird im Asthma-Tagebuch notiert. Das Messen des Peak-Flow-Wertes ist außerdem wichtig bei Atemnot, um das Ausmaß der Einengung der Atemwege zu erkennen, und bei besonderen Situationen wie

- Bronchialinfekt
- Anpassung der Medikamente
- stark schwankenden Peak-Flow-Werten
- wenn Sie die Wirkung Ihrer Medikamente überprüfen möchten.

Wann soll der Peak-Flow gemessen werden?
Regelmäßig dreimal täglich: morgens, mittags, abends!
Bei jeder Messung dreimal hintereinander in das Gerät pusten, der **höchste** Wert wird notiert.
Bei Atemnot sollte immer gemessen werden!

Pflegehinweise für das Peak-Flow-Meter

Das Peak-Flow-Meter ist ein einfaches mechanisches Gerät, welches nicht geeicht ist. Mehrere Peak-Flow-Meter können auch verschiedene Werte ergeben. Daher sollten Sie immer nur *ein* Peak-Flow-Meter benutzen. Einmal pro Woche sollten Sie Ihr Peak-Flow-Meter mit lauwarmem Wasser reinigen. Bei guter Pflege hält das Gerät ca. zwei bis drei Jahre. Sollten die Werte im Laufe der Zeit stark schwanken oder unglaubwürdig werden, ist das Gerät zu ersetzen.

Protokollieren der Peak-Flow-Werte im Asthma-Tagebuch

Nur wenn Sie Ihre gemessenen Peak-Flow-Werte regelmäßig protokollieren, erhalten Ihr Arzt und Sie einen guten Überblick über den Zustand und die Stabilität Ihrer Atemwege. Zur Protokollierung der Werte benutzen Sie das Asthma-Tagebuch, welches im Rahmen der Asthmaschulung ausgeteilt wird. Neben den Peak-Flow-Aufzeichnungen können hier auch persönliche Daten, wichtige Medikamentenunverträglichkeiten und Ihre regelmäßige Asthmamedikation vermerkt werden. Zusätzliche Spalten sind für Symptome wie Husten, Atemnot und Auswurf vorgesehen.

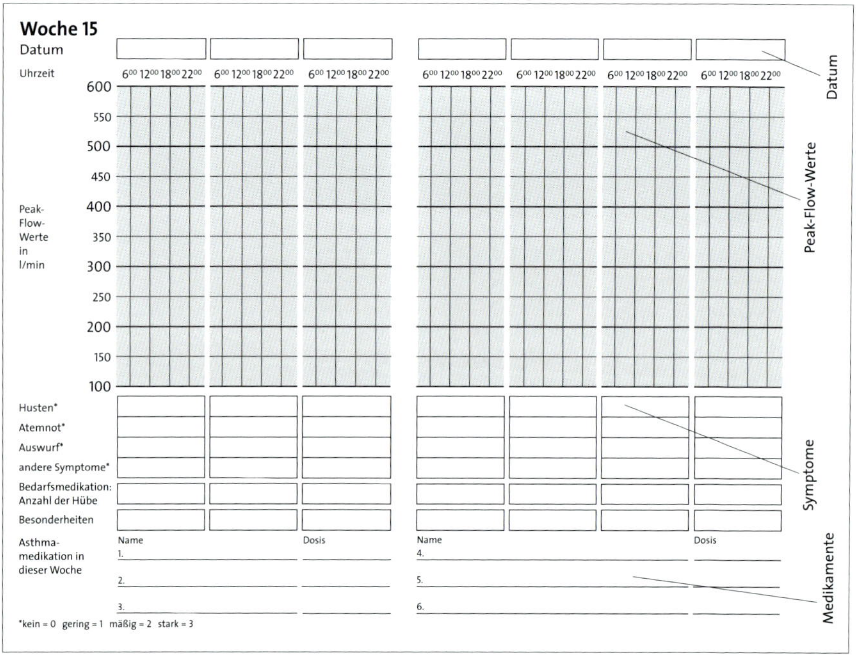

Abb. 4: Asthmatagebuch

Was ist ein „guter“ Peak-Flow-Wert?

Wenn man regelmäßig mit dem Peak-Flow-Meter misst, stellt sich zwangsläufig die Frage „Was ist eigentlich ein guter Peak-Flow-Wert?“ Manchen Peak-Flow-Metern sind Norm- oder Sollwerttabellen beigelegt. Diese Werte sind jedoch für Asthmatiker als Zielwerte nicht geeignet. Vielmehr hat jeder Asthmatiker seinen persönlichen Zielwert, den so genannten **persönlichen Bestwert**. Der persönliche Bestwert ist die maximale Weite der Atemwege, die Ihre Lunge unter optimalen Bedingungen erreichen kann. Er ist quasi die Richtschnur der Therapie, die wir so oft wie möglich erreichen wollen.

Wie bestimme ich den persönlichen Bestwert?

Der persönliche Bestwert ergibt sich nach regelmäßigem Messen in der stabilen Phase der Erkrankung unter bestmöglicher medikamentöser Behandlung. Nach ca. 14 Tagen werden Sie feststellen, dass es einen Maximalwert Ihrer Peak-Flow-Werte gibt, den Sie nicht überschreiten können. Genau dieser Wert ist Ihr persönlicher Bestwert.

Persönlicher Bestwert:
- der beste Peak-Flow-Wert nach ca. 14-tägiger Messung
- unter optimaler medikamentöser Therapie
- in einer stabilen Phase der Erkrankung

Das Ampelschema

Da die Peak-Flow-Werte im Tagesverlauf schwanken können, kann man auch bei optimaler Therapie nicht immer den persönlichen Bestwert erreichen. Deshalb wurden Bereiche definiert, in denen die Atemwege als „noch stabil“, „labil“ und „instabil“ einzustufen sind. Bei Messwerten bis zu 20% unterhalb des persönlichen Bestwerts stuft man die Atemwege als stabil ein. Dieser Bereich ist der „grüne Bereich“. Wenn nur noch die Hälfte des persönlichen Bestwertes erreicht wird, sind die Atemwege instabil. Also liegen alle Messwerte unterhalb von 50% des persönlichen Bestwertes im „roten Bereich“. Dazwischen (50–80% des persönlichen Bestwertes) liegt der „gelbe Bereich“. Aus diesen drei Bereichen ergibt sich das so genannte **Ampelschema**. Wie im Straßen-

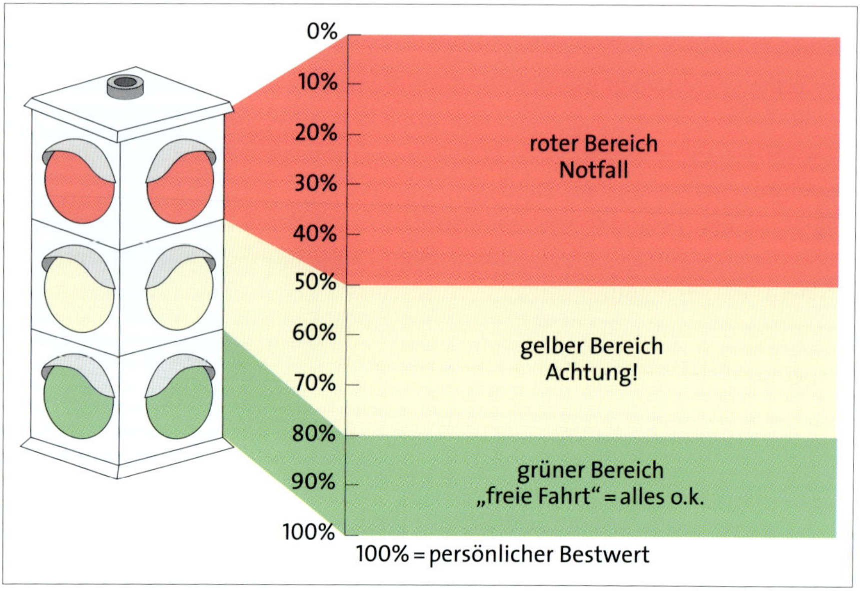

Abb. 5: Ampelschema

verkehr gibt es auch für die Peak-Flow-Werte einen grünen Bereich, einen gelben Bereich und einen roten Bereich.

Peak-Flow-Rechenbeispiel

Stellen wir uns vor, Sie messen über 14 Tage regelmäßig dreimal am Tag Ihre Peak-Flow-Messwerte und stellen fest, dass Sie den Wert 420 l/min nicht überschreiten können. Dann ist Ihr persönlicher Bestwert 420 l/min. Wenn Sie jetzt die Einteilung nach dem Ampelschema vornehmen, bestimmen Sie am besten zunächst den Übergang vom gelben zum roten Bereich, der bei 50% Ihres persönlichen Bestwertes liegt. Wir stellen also fest, dass Ihr roter Bereich unterhalb von 210 l/min liegt. Der grüne Bereich reicht bis 20% unterhalb des persönlichen Bestwertes. 10% von 420 sind 42, 20% sind das Doppelte davon, also 84. Demnach haben wir alle Bereiche definiert:

- **grüner Bereich:** 336–420 l/min
- **gelber Bereich:** 210–336 l/min
- **roter Bereich:** unter 210 l/min

Umgang mit dem Ampelschema

Das Rechnen mit den Prozentzahlen mag Ihnen umständlich und kompliziert erscheinen. Bedenken Sie jedoch, dass Sie diese Rechnung nur ein einziges Mal vornehmen müssen! Sollten Sie Probleme mit der Errechnung Ihrer Bereiche haben, wenden Sie sich bitte an Ihren Kursleiter.

Wenn Sie die Bereiche einmal definiert haben, empfiehlt es sich, sie im Peak-Flow-Tagebuch zu markieren, dann sehen Sie bei jeder Messung sofort, in welchem Bereich Sie sind.

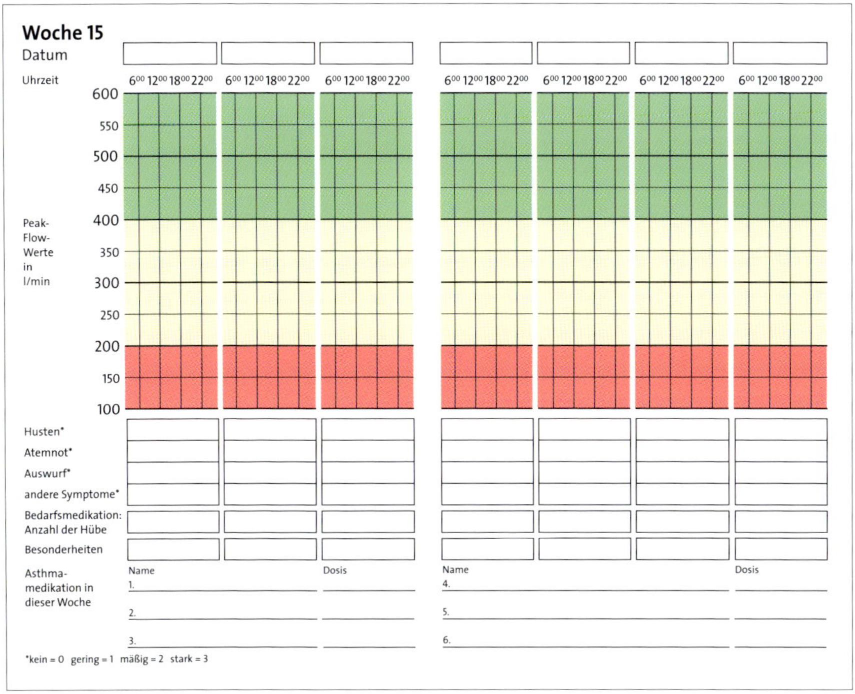

Abb. 6: Asthmatagebuch mit Ampelschema-Bereichen

Definition der Bereiche im Ampelschema

Der grüne Bereich

Im grünen Bereich des Peak-Flow-Ampelschemas befinden Sie sich nahe an Ihrem persönlichen Bestwert. Die medikamentöse Therapie ist optimal und die Gefahr eines Asthmaanfalls ist gering.

- Ihre Peak-Flow-Werte liegen zwischen 80% und 100% des persönlichen Bestwertes.
- Die Schwankungen Ihrer Peak-Flow-Werte sind gering.
- Sie haben tagsüber und nachts selten Luftnot.
- Sie haben kaum Husten.
- Sie haben wenig Auswurf.
- Sie sind körperlich belastbar.
- Sie benötigen nur selten Ihr Notfall-Spray.
- Sie haben keine Zeichen eines Infektes.

Bleiben die Peak-Flow-Werte über mindestens vier Wochen in diesem Bereich, können Sie sogar zusammen mit Ihrem Arzt über eine Dosisreduktion Ihrer Medikamente nachdenken.

Der gelbe Bereich

Im gelben Bereich werden Ihre Peak-Flow-Werte stärker schwanken. Die Entzündung Ihrer Atemwege nimmt zu und Sie sind anfälliger für einen Asthmaanfall. Bleiben die Peak-Flow-Werte auch nach wiederholtem Messen im gelben Bereich, müssen Sie umgehend reagieren. Es ist eine Anpassung der Medikation nötig.

- Ihre Peak-Flow-Werte liegen zwischen 50% und 80% des persönlichen Bestwertes.
- Sie haben tagsüber oft Luftnot und/oder nächtliche Atemnot.
- Der Husten verstärkt sich.
- Der Auswurf verändert sich (Menge, Farbe).
- Die körperliche Belastbarkeit nimmt ab.
- Sie benötigen mehr von Ihrem Notfall-Spray.
- Anzeichen eines Infektes können auftreten.

Der rote Bereich

Im roten Bereich ist es Ihnen nur noch möglich, 50% von Ihrem besten Peak-Flow-Wert zu erreichen. Ihre Atemwege sind instabil und ein Asthmaanfall kann jederzeit auftreten. Wie Sie in dieser Situation am besten vorgehen, vor allem wenn Sie zusätzlich Luftnot haben, erfahren Sie im Kapitel 9 „Der Asthmaanfall“.

- Ihre Peak-Flow-Werte liegen unter 50% Ihres persönlichen Bestwertes.
- Sie haben ständig Luftnot, auch in Ruhe.
- Sie haben Hustenattacken.
- Der Auswurf hat sich verändert (Menge, Farbe).
- Die körperliche Belastbarkeit ist deutlich eingeschränkt.
- Ihr Notfall-Spray hilft kaum noch und Sie müssen oft inhalieren.
- Sie haben möglicherweise Infektzeichen (gelb oder grün gefärbter Auswurf).

Peak-Flow-Schwankungen

Das Ziel der Asthmatherapie ist, möglichst immer Peak-Flow-Werte zu erreichen, die im grünen Bereich liegen. Daneben sind aber auch die **tageszeitlichen Schwankungen** der Peak-Flow-Werte ein wichtiger Anzeiger, ob die Entzündung der Atemwege effektiv behandelt wird oder nicht. Idealerweise sollte die Schwankung der Peak-Flow-Werte gering sein. Bei einer beginnenden Verschlechterung, einem „Aufflackern“ der Entzündung, zeigen sich auch stärkere Schwankungen der Peak-Flow-Werte. Wird die Entzündung noch stärker, gehen die Peak-Flow-Werte zunächst in den gelben Bereich und schließlich in den roten Bereich.

4 Richtig inhalieren

Da das Asthma eine Erkrankung der Lunge ist, wurden Systeme entwickelt, die es möglich machen, die Wirkstoffe direkt in die erkrankten Atemwege zu bringen. Wie gut sich ein Wirkstoff in der Lunge verteilt, hängt hauptsächlich von der richtigen Inhalationstechnik ab. Im Folgenden stellen wir Ihnen die gängigsten Inhalationssysteme vor.

Vorteile der Inhalation

Gegenüber anderen Darreichungsformen wie Tabletten und Spritzen hat die Inhalation deutliche Vorteile:

- Der Wirkstoff gelangt direkt an den Wirkort.
- Im Vergleich zur Tablettenform genügt eine geringe Dosis.
- Die Nebenwirkungen sind geringer, da weniger Wirkstoff in den Blutkreislauf gelangt.

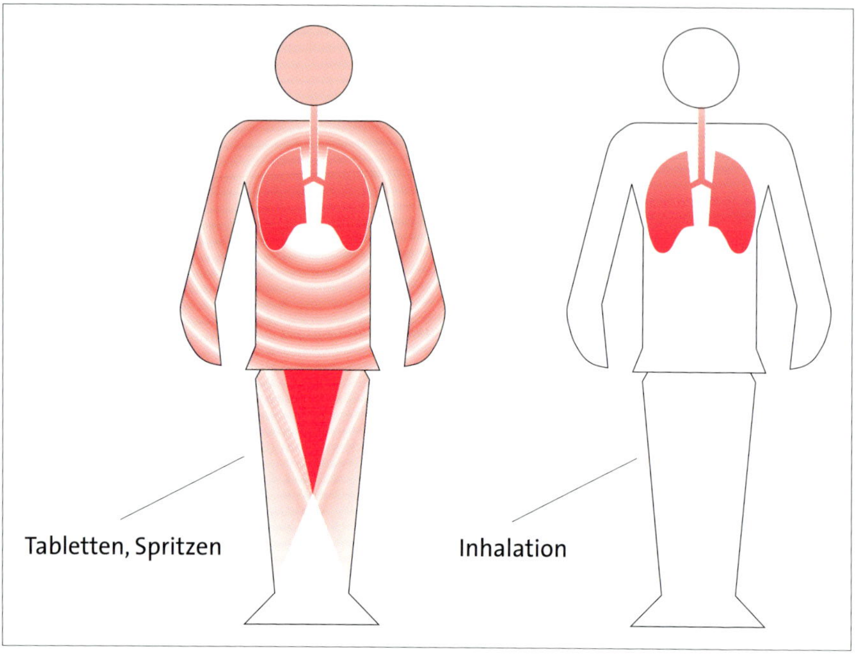

Abb. 7: Wirkstoffverteilung bei Tabletten und Inhalation

Grundprinzipien der Inhalation

Unabhängig vom verwendeten Inhalationssystem gibt es einige Grundprinzipien der Inhalationstechnik:

Immer mit aufrechtem Oberkörper (im Stehen oder Sitzen) inhalieren!

- **Inhalation vorbereiten:**
  - Bei **Dosieraerosolen**: Schutzkappe entfernen und prüfen, ob das Mundstück von innen (v.a. Sprühdüse) und außen sauber ist. Dosieraerosol kräftig schütteln und dann aufrecht zwischen Zeigefinger und Daumen halten, mit dem Daumen unter dem Mundstück.
  - Bei **Pulverinhalatoren**: Öffnen des Gerätes und Bereitstellen der Dosis.
- **Ausatmen:**
  - „Bequem" so tief wie möglich ausatmen (v.a. bei Pulverinhalatoren: Nicht in das Gerät ausatmen!)

- **Inhalieren:**
  - Inhalation in Abhängigkeit vom Gerätetyp auslösen.
  - Atmen Sie schon zu Beginn der Inhalation kräftig und gleichmäßig durch den Mund ein!
  - Bei Dosieraerosolen: Während des Einatmens den Wirkstoffbehälter fest nach unten drücken, um den Wirkstoff freizugeben. Gleichzeitig weiterhin langsam und tief einatmen. Bei Pulverinhalatoren sollte rasch und tief eingeatmet werden.
- **Atem anhalten:**
  - Atem (für etwa 5–10 Sekunden) anhalten.
- **Ausatmen:**
  - Langsam ausatmen, bevorzugt über die Nase oder mit der „Lippenbremse". Hierbei wird gegen die fast geschlossenen Lippen ausgeatmet.
- **Nächste Inhalation:**
  - Weitere Inhalationen frühestens nach einer Minute durchführen.
  - **Bei Kortison-Spray oder -Pulver: Nach der Inhalation Mund ausspülen und/oder etwas essen!**

Häufige Fehler bei der Inhalation

- Alle Systeme:
  - Vor der Inhalation wurde nicht tief genug ausgeatmet.
  - Ungünstige Körperposition: Die Inhalation sollte möglichst im Stehen oder Sitzen erfolgen (bei bettlägerigen Patienten: Kopfteil des Bettes hochstellen).
  - Zu geringe Einatmung bei der Inhalation
  - Die Luft wurde nicht lange genug angehalten (5–10 Sekunden).
- Pulverinhalator:
  - In den Pulverinhalator ausatmen: Die Feuchtigkeit verklumpt den „wasseranziehenden" Wirkstoff.
  - Aufbewahren in feuchter Umgebung (z.B. Bad): Pulverinhalatoren sollten stets trocken aufbewahrt werden. Dies ist nicht erforderlich wenn die Dosis einzeln verpackt ist (z.B. Diskus, Aerolizer).
  - Ungenügendes Einatmen (nicht kräftig genug): Die Aeorosolerzeugung erfolgt ausschließlich durch einen genügend starken Atemfluss bei der Einatmung. Pulverinhalatoren werden daher als Notfall-Medikament nicht empfohlen.

- Dosieraerosol:
  - Die Schutzkappe wurde nicht entfernt und das Dosieraerosol nicht geschüttelt (Ausnahme: Dosieraerosole, bei denen der Wirkstoff in HFA gelöst ist, müssen nicht geschüttelt werden).
  - Dosieraerosol wird nicht senkrecht gehalten.
  - Ungenügende Koordination zwischen Einatmung und Auslösen des Sprühstoßes.
  - Falsche Anzahl von Einzeldosen wird eingenommen.
  - Zu schnelle Inhalation: Bei Dosieraerosolen soll langsam und gleichmäßig inhaliert werden.
  - Autohaler: Lufteinlassöffnung am Geräteboden wird mit den Fingern bedeckt.

Pulverinhalatoren

Bei diesen Inhalatoren wird die Wirksubstanz ohne zusätzliche Treibmittel als Pulver bereitgestellt. Das Pulver wird durch Einatmen aus dem Pulverinhalator freigesetzt. Die Vorteile für den Betroffenen liegen in der wesentlich einfacheren Anwendung: Es entfällt die bei üblichen Dosieraerosolen notwendige Koordination von Auslösen der Wirkstofffreisetzung und Einatmung. Man unterscheidet Einzeldosis- und Mehrdosissysteme sowie wieder befüllbare und nicht wieder befüllbare Inhalatoren.

Tab. 2: Inhalationssysteme

Aerolizer	Einzeldosensystem, wieder befüllbar
Diskus	Mehrdosissystem mit Einzelverblisterung, nicht wieder befüllbar
Easy-Haler	Mehrdosis-Reservoir-System, nicht wieder befüllbar
HandiHaler	Einzeldosissystem, wieder befüllbar
Inhalator M	Einzeldosissystem, wieder befüllbar
Jethaler	Multidosen-Reservoir-System, nicht wieder befüllbar
Novolizer	Multidosen-Reservoir-System, wieder befüllbar
Turbohaler	Multidosen-Reservoir-System, nicht wieder befüllbar
Twisthaler	Einzeldosensystem, nicht wieder befüllbar

Diese Übersicht erhebt keinen Anspruch auf Vollständigkeit (Stand Juni 2006).

Aerolizer

Beim Aerolizer ist jede einzelne Dosis in einer Kapsel verpackt, die vor der Inhalation aufgestochen wird.

- **Inhalation vorbereiten:**
  - Verschlusskappe des Aerolizers abziehen. Zum Öffnen des Aerolizers den oberen Teil in Pfeilrichtung, also gegen den Uhrzeigersinn, drehen.
  - Kapsel in die Vertiefung legen und das Mundstück in die entgegengesetzte Richtung drehen, bis es hörbar einrastet.
  - Zum Aufstechen der Kapsel den Aerolizer aufrecht halten und die Bedienungsknöpfe gleichzeitig drücken. Nach dem knackenden Geräusch die Knöpfe wieder loslassen.
- **Ausatmen:**
  - Langsam und entspannt ausatmen.
- **Einatmen:**
  - Mundstück mit den Lippen fest umschließen.
  - Rasch, kräftig und möglichst tief einatmen (Erfolgskontrolle: surrendes Geräusch).

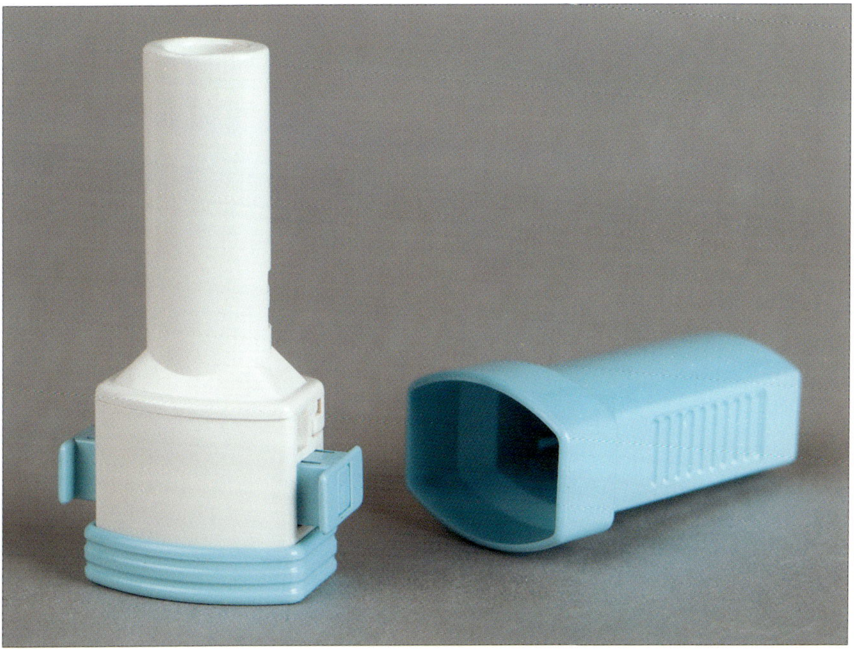

Abb. 8: Pulverinhalator: Aerolizer

- **Atem anhalten:**
  - Atem für etwa 5–10 Sekunden anhalten.
  - Mundstück aus dem Mund nehmen.
- **Ausatmen:**
  - Langsam ausatmen, bevorzugt über die Nase oder mit Lippenbremse.
  - Nicht in das Gerät hineinpusten.
  - Zum Schluss prüfen, ob noch Pulver in der Kapsel übrig geblieben ist. Wenn ja, Inhalation wiederholen, ansonsten die leere Kapsel entfernen und das Gerät wieder verschließen.

Diskus

Beim Diskus ist die Wirkstoffdosis für jeden Hub einzeln verpackt und wird durch Betätigen des Hebels freigegeben. Der Wirkstoff ist mit einem Zuckerpulver vermischt, sodass Sie nach der Inhalation einen süßen Geschmack im Mund haben.

- **Inhalation vorbereiten:**
  - Diskus durch Wegschieben des Daumengriffes öffnen, bis Mundstück und Hebel erscheinen.
  - Diskus durch Wegschieben des Hebels spannen, bis ein Klicken zu hören ist.

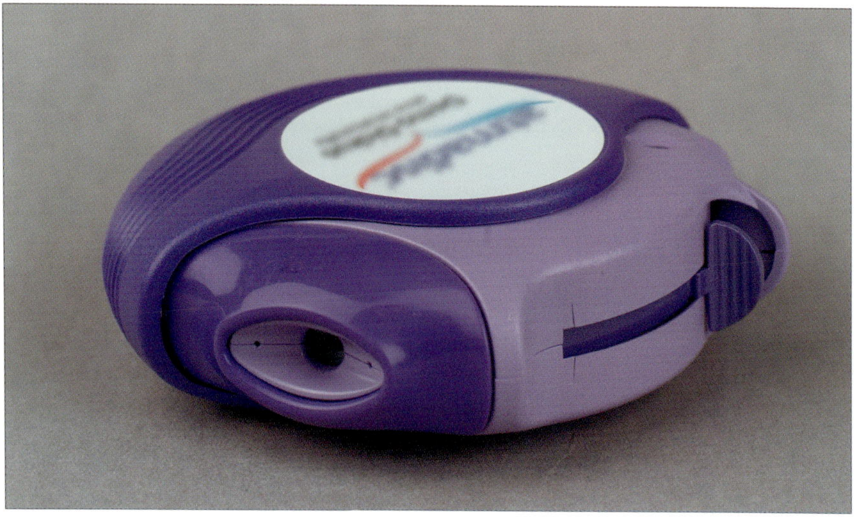

Abb. 9: Pulverinhalator: Diskus

- **Ausatmen:**
  - Diskus vom Mund entfernt halten und langsam und entspannt ausatmen, keinesfalls in den Pulverinhalator.
- **Einatmen:**
  - Mundstück mit den Lippen fest umschließen.
  - Schon zu Beginn der Inhalation rasch und möglichst tief durch den Mund, nicht durch die Nase einatmen.
- **Atem anhalten:**
  - Atem für etwa 5–10 Sekunden anhalten.
  - Mundstück aus dem Mund nehmen.
- **Ausatmen:**
  - Langsam ausatmen, bevorzugt über die Nase oder mit Lippenbremse.
  - Nicht in das Gerät hineinpusten.
  - Diskus durch Zurückschieben des Daumengriffes schließen.
  - Wenn Sie eine zweite Inhalation durchführen wollen, beginnen Sie wieder von vorne.
  - Ein Zählwerk zeigt an, wie viele Inhalationen der Diskus noch enthält.

EasyHaler

Beim EasyHaler liegt der Wirkstoff in einem Behälter vor. Durch Betätigen des Mechanismus wird eine Dosis portioniert.

- **Inhalation vorbereiten:**
  - EasyHaler vor jedem Hub einmal schütteln, Gerät dabei senkrecht halten.
  - Schutzkappe vom Mundstück abziehen.
  - Einmal drücken und anschließend loslassen.
- **Ausatmen:**
  - Langsam und entspannt ausatmen, keinesfalls in den Pulverinhalator.
- **Einatmen:**
  - Mundstück mit den Lippen fest umschließen.
  - Rasch, kräftig und möglichst tief durch den Mund einatmen.
- **Atem anhalten:**
  - Atem für etwa 5–10 Sekunden anhalten.
  - Mundstück aus dem Mund nehmen.
- **Ausatmen:**
  - Langsam ausatmen, bevorzugt über die Nase oder mit Lippenbremse.
  - Nicht in das Gerät hineinpusten.
  - Schutzkappe wieder aufsetzen.

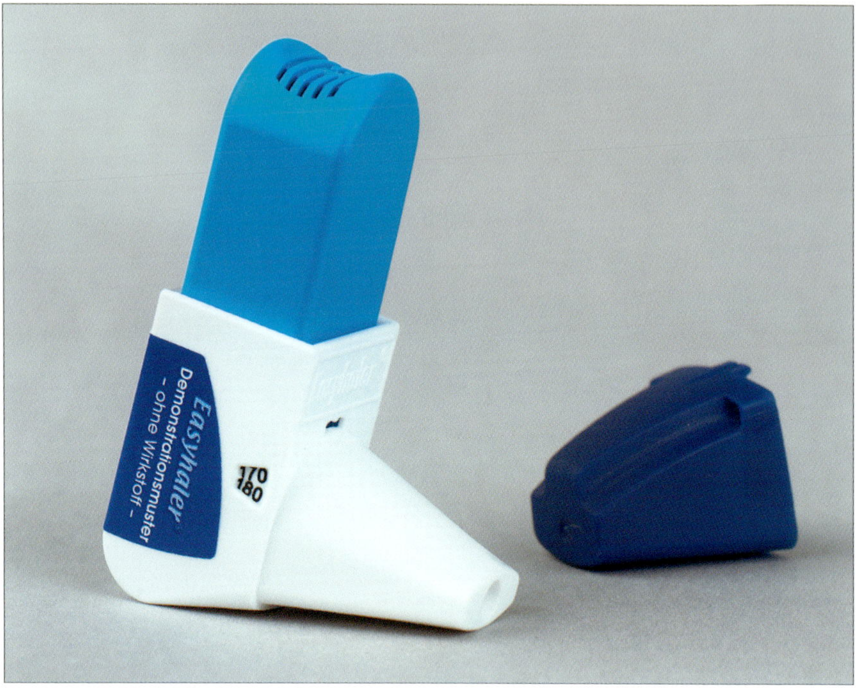

Abb. 10: Pulverinhalator: Easyhaler

HandiHaler

Beim HandiHaler ist jede einzelne Dosis in einer Kapsel verpackt, die vor der Inhalation aufgestochen wird.

- **Inhalation vorbereiten:**
  - Schutzkappe und Mundstück nacheinander hochklappen.
  - Kapsel aus dem Blister entnehmen (dazu die Folie unmittelbar vor Gebrauch so weit öffnen, dass eine ganze Kapsel sichtbar wird).
  - Kapsel in die Kapselkammer einlegen.
  - Mundstück fest zuklappen, bis ein Klick zu hören ist.
  - Den aufrecht gehaltenen HandiHaler mit offener Schutzkappe und geschlossenem Mundstück am grünen Anstechknopf bis zum Anschlag eindrücken (knackendes Geräusch) und wieder loslassen.
- **Ausatmen:**
  - Langsam und entspannt ausatmen, keinesfalls in den Pulverinhalator.

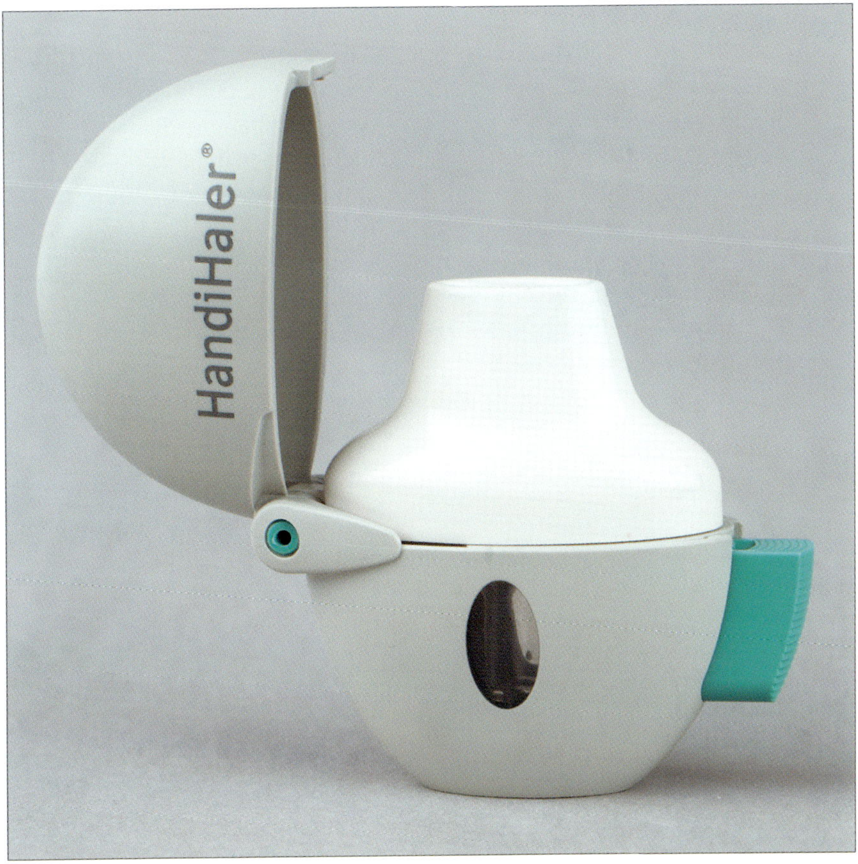

Abb. 11: Pulverinhalator: HandiHaler

- **Inhalation auslösen und einatmen:**
  - Mundstück mit den Lippen fest umschließen.
  - Rasch kräftig und tief durch den Mund einatmen, sodass Sie die Kapsel vibrieren hören.
- **Atem anhalten:**
  - Atem für etwa 5–10 Sekunden anhalten.
  - Mundstück aus dem Mund nehmen.

- **Ausatmen:**
  - Langsam ausatmen, bevorzugt über die Nase oder mit Lippenbremse.
  - Mundstück öffnen, Kapsel aus dem HandiHaler fallen lassen, danach Mundstück und Schutzkappe wieder verschließen.
  - Punkte „Inhalation auslösen und einatmen“, „Atem anhalten“ und „Ausatmen“ nochmals wiederholen, um die Kapsel vollständig zu leeren.

Inhalator M

Beim Inhalator M ist der Wirkstoff in Kapseln abgefüllt. Durch Betätigen des Druckknopfes wird die Kapsel zerdrückt und der Wirkstoff freigesetzt. In der Vorratstrommel des Gerätes ist Platz für 6 Kapseln.

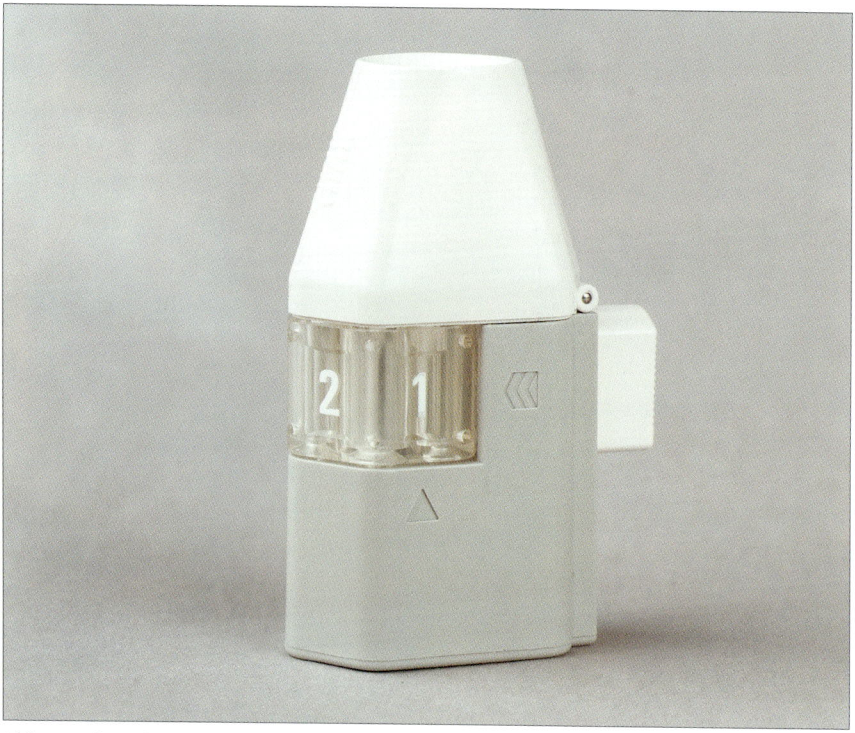

Abb. 12: Pulverinhalator: Inhalator M

- **Inhalation vorbereiten:**
  - Vor Gebrauch müssen Sie das Vorratsmagazin füllen. Zuerst wird das Mundstück aufgeklappt, dann das Magazin angehoben und gedreht, bis die Zahl 6 über der Markierung steht. Jetzt wird das Magazin mit den Inhaletten gefüllt.
  - Um die Kapsel zu zerdrücken und den Wirkstoff freizusetzen, müssen Sie vor der Inhalation bei senkrecht gehaltenem Gerät den weißen Knopf bis zum Anschlag drücken und danach wieder loslassen.
- **Ausatmen:**
  - Langsam und entspannt ausatmen, keinesfalls in den Pulverinhalator.
- **Einatmen:**
  - Mundstück mit den Lippen fest umschließen.
  - Rasch, kräftig und möglichst tief durch den Mund einatmen.
- **Atem anhalten:**
  - Atem für etwa 5–10 Sekunden anhalten.
  - Mundstück aus dem Mund nehmen.
- **Ausatmen:**
  - Langsam ausatmen, bevorzugt über die Nase oder mit Lippenbremse.
  - Nicht in das Gerät hineinpusten.
  - Punkte „Einatmen“, „Atem anhalten“ und „Ausatmen“ sollten Sie wiederholen, um die Inhalette vollständig zu leeren.
  - Nach der Inhalation drehen Sie die Trommel im Uhrzeigersinn weiter, bis diese hörbar einrastet. Wenn über der Markierung die Ziffer 1 erscheint, steht nur noch eine Inhalette zur Verfügung und Sie müssen nach dieser Inhalation das Gerät wieder füllen.

Jethaler/Auto-Jethaler

- **Inhalation vorbereiten:**
  - Schutzkappe durch leichtes Drehen bei gleichzeitigem Ziehen abnehmen.
  - Zum Spannen des Mahlwerks den Drehring am Jethaler im Uhrzeigersinn drehen bis ein „knarrendes“ Geräusch hörbar wird.
- **Ausatmen:**
  - Langsam und entspannt ausatmen, keinesfalls in den Pulverinhalator.

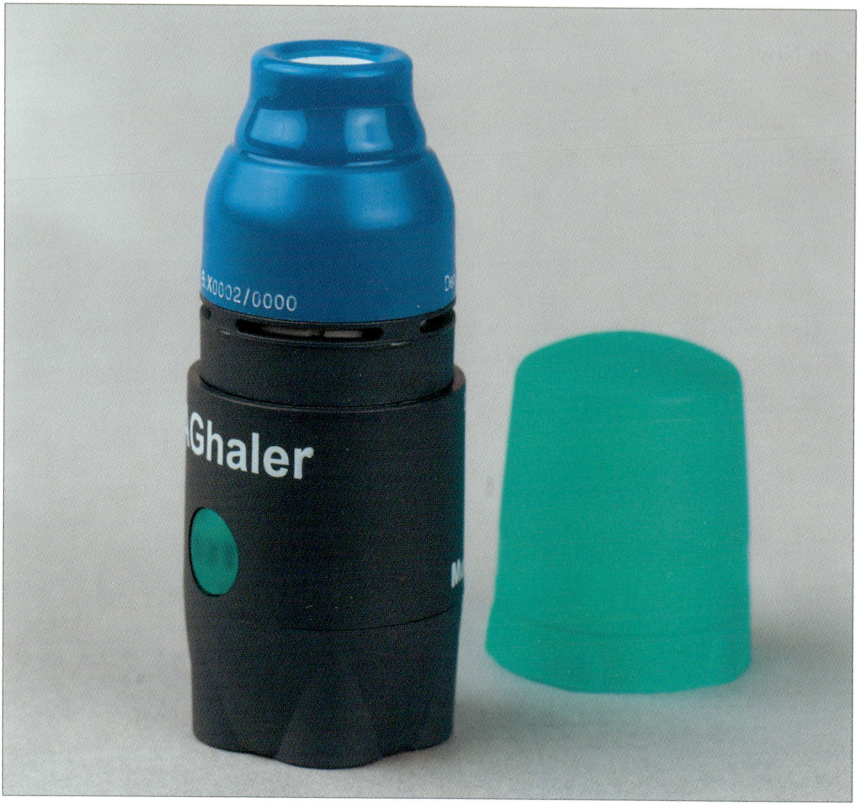

Abb. 13: Pulverinhalator: Jethaler

- **Einatmen:**
  - Mundstück mit den Lippen fest umschließen.
  - Den Auslöseknopf drücken und gleichzeitig langsam und gleichmäßig durch den Mund einatmen, bis das Scharren des Jethalers aufhört.
  - Der neue Auto-Jethaler wird automatisch durch die beginnende Inhalation ausgelöst.
- **Atem anhalten:**
  - Atem für etwa 5–10 Sekunden anhalten.
  - Mundstück aus dem Mund nehmen.
- **Ausatmen:**
  - Langsam ausatmen, bevorzugt über die Nase oder mit Lippenbremse.
  - Nicht in das Gerät hineinpusten.

Novolizer

Beim Novolizer ist der Wirkstoff in eine Patrone abgefüllt. Durch Betätigen der farbigen Taste wird jeweils eine Dosis freigegeben.

- **Inhalation vorbereiten:**
  - Entfernen Sie zunächst die Schutzkappe durch leichtes Zusammendrücken auf der Seite und Abziehen nach vorne.
  - Drücken Sie die farbige Dosiertaste bis zum Anschlag kräftig nach unten. Sie hören ein Klicken und die Farbe des Kontrollfensters wechselt von rot nach grün. Vergessen Sie nicht, die Taste wieder loszulassen.
- **Ausatmen:**
  - Langsam und entspannt ausatmen, keinesfalls in den Pulverinhalator.
- **Einatmen:**
  - Mundstück mit den Lippen fest umschließen.
  - Rasch, kräftig und möglichst tief durch den Mund einatmen. Ein deutliches Klicken zeigt die korrekte Inhalation an, außerdem wechselt die Farbe in dem Kontrollfenster wieder von grün auf rot.
- **Atem anhalten:**
  - Atem für etwa 5–10 Sekunden anhalten.
  - Mundstück aus dem Mund nehmen.

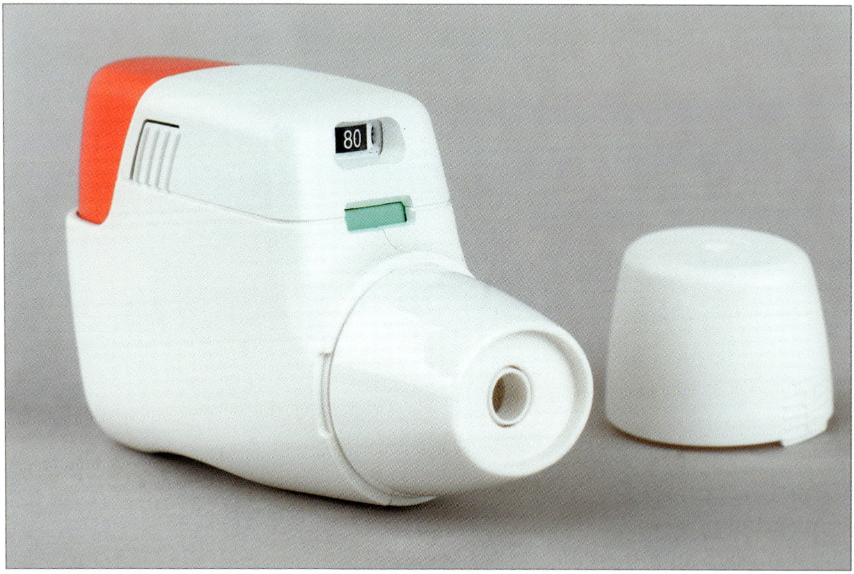

Abb. 14: Pulverinhalator: Novolizer

Ausatmen:

- Langsam ausatmen, bevorzugt über die Nase oder mit Lippenbremse. Nicht in das Gerät hineinpusten.
- Nach der Inhalation setzen Sie die Schutzkappe wieder auf das Mundstück.
- Das Zählwerk zeigt die noch vorhandenen Einzeldosen an. Wenn eine schraffierte Null erscheint, muss eine neue Einzelpatrone eingesetzt werden.

Turbohaler

Beim Turbohaler gelangt das Pulver durch einen Drehmechanismus auf ein Sieb und wird dann inhaliert. Da beim Turbohaler mit Kortison-Pulver der Wirkstoff als Reinsubstanz vorliegt, schmecken Sie bei der Inhalation nichts.

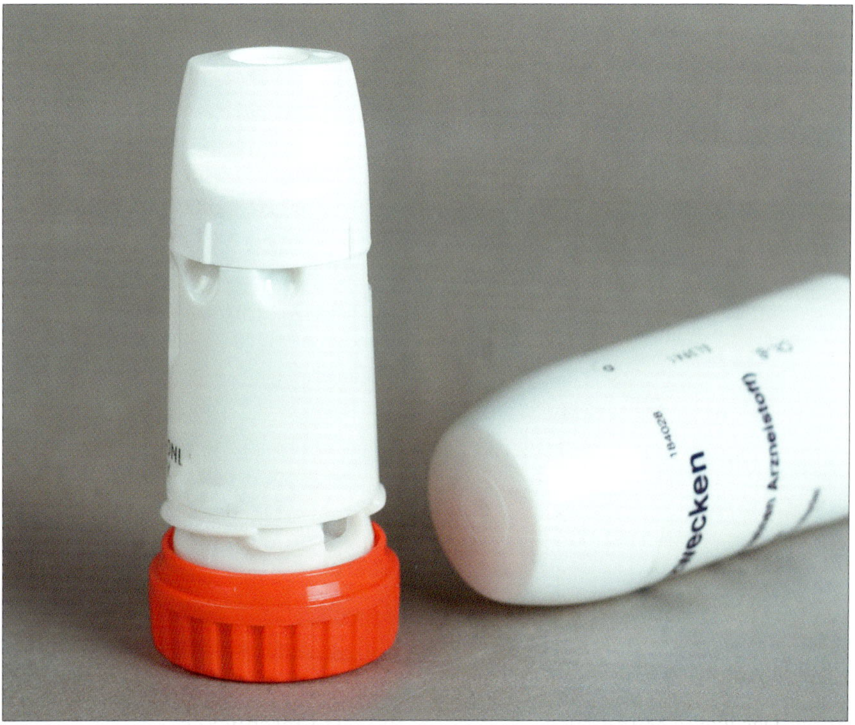

Abb. 15: Pulverinhalator: Turbohaler

- **Inhalation vorbereiten:**
  - Schutzkappe abschrauben.
  - Turbohaler senkrecht oder maximal 45° geneigt halten, sonst sind Fehldosierungen möglich. Dann den Dosierring einmal hin- und herdrehen. Das Klicken zeigt die korrekte Befüllung an.
  - Mehrmaliges hin- und herdrehen verändert die Dosis nicht!
- **Ausatmen:**
  - Langsam und entspannt ausatmen, keinesfalls in den Pulverinhalator.
- **Einatmen:**
  - Gerät waagerecht halten.
  - Mundstück mit den Lippen fest umschließen.
  - Rasch kräftig und möglichst tief durch den Mund einatmen.
- **Atem anhalten:**
  - Atem für etwa 5–10 Sekunden anhalten.
  - Mundstück aus dem Mund nehmen.
- **Ausatmen:**
  - Langsam ausatmen, bevorzugt über die Nase oder mit Lippenbremse.
  - Nicht in das Gerät hineinpusten.
  - Schutzkappe wieder aufschrauben.
  - Die rote Reserveanzeige beim Turbohaler zeigt die letzten 10 bzw. 20 Dosen an. Der neue Turbohaler hat ein Zählwerk. Beim Schütteln des Gerätes entsteht ein Geräusch, welches wie Pulver klingt, dieses ist jedoch Trocknungsmittel (schützt den Wirkstoff vor Verklumpung) und lässt keine Rückschlüsse auf die noch vorhandene Wirkstoffmenge zu.

Twisthaler

- **Inhalation vorbereiten:**
  - Twisthaler möglichst senkrecht halten und den unteren pinkfarbenen Teil mit einer Hand umfassen, mit der anderen Hand die weiße Verschlusskappe gegen den Uhrzeigersinn drehen und abziehen. (Die Kerbe muss vor dem Abnehmen der Verschlusskappe direkt über dem Zählfenster stehen).
- **Ausatmen:**
  - Langsam und entspannt ausatmen, keinesfalls in den Pulverinhalator.
- **Einatmen:**
  - Das weiße Mundstück mit den Lippen fest umschließen.
  - Rasch kräftig und möglichst tief durch den Mund einatmen.

- **Atem anhalten:.**
  - Atem für etwa 5–10 Sekunden anhalten.
  - Mundstück aus dem Mund nehmen.
- **Ausatmen:**
  - Langsam ausatmen, bevorzugt über die Nase oder mit Lippenbremse.
  - Nicht in das Gerät hineinpusten.
  - Schutzkappe wieder aufsetzen, mit leichtem Druck nach unten im Uhrzeigersinn langsam zudrehen, bis ein weiches Klicken zu hören ist. Jetzt befindet sich die Kerbe direkt über dem Zählfenster.
  - Stehen beide Ziffern der Reserveanzeige auf Null, ist der gesamte Wirkstoff verbraucht und die Verschlusskappe verriegelt automatisch.

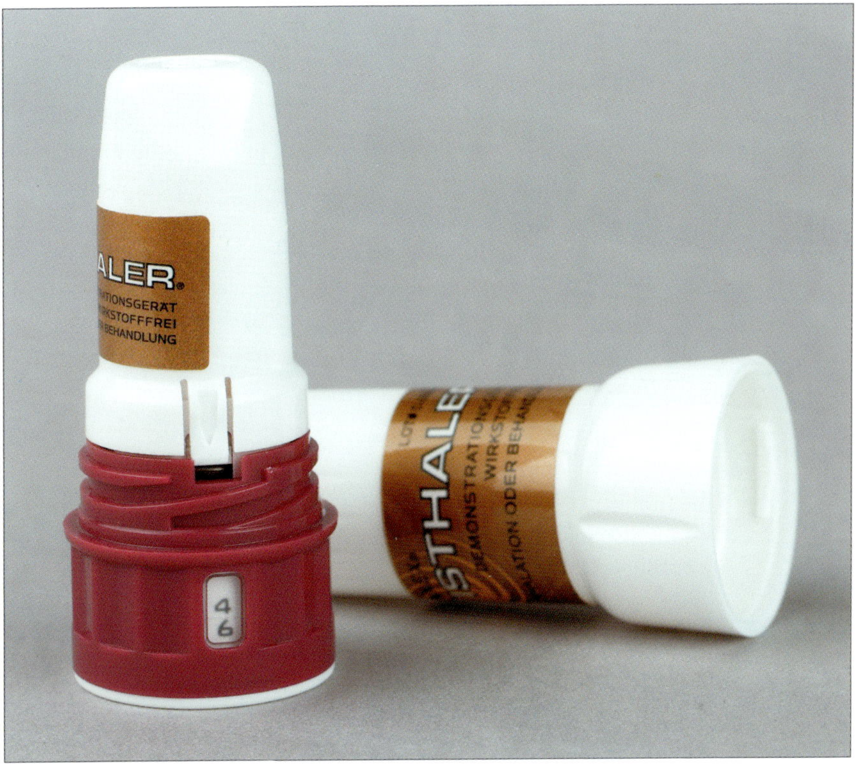

Abb. 16: Pulverinhalator: Twisthaler

Dosieraerosole

Beim Dosieraerosol wird der Wirkstoff mit Hilfe von gasförmigen Lösungsmitteln freigesetzt. Das Auslösen des Sprühstoßes erfolgt entweder per Hand oder bei atemzuggesteuerten Dosieraerosolen durch die Einatmung.

Die Inhalation des entstehenden Aerosols muss zeitlich mit dem Auslösen des Sprühstoßes abgestimmt sein. Eine Erleichterung der korrekten Inhalation bieten Inhalationshilfen (Spacer) oder atemzuggesteuerte Dosieraerosole. Inhalatives Kortison sollte stets mit einem Spacer inhaliert werden (verbesserte Verteilung in den Atemwegen, verminderte Benetzung der Mundschleimhaut), wenn es nicht in HFA gelöst ist.

> Nach Kortison-Inhalation sollten Sie unbedingt den Mund ausspülen und/oder etwas essen!

Inhalationstechnik Dosieraerosol

- **Inhalation vorbereiten:**
  - Schutzkappe entfernen.
  - Dosieraerosol zwischen Daumen und Mittel- oder Zeigefinger halten, (Daumen am Mundstück unten) und kräftig schütteln (Ausnahme: Dosieraerosole, bei denen der Wirkstoff in HFA gelöst ist, müssen nicht geschüttelt werden).
- **Ausatmen:**
  - Bei aufrechter Körperhaltung langsam und entspannt ausatmen.
  - Das Dosieraerosol mit dem Mundstück nach unten halten und das Mundstück mit den Lippen gut umschließen.
  - Kopf leicht zurückneigen.
- **Einatmen und Inhalation auslösen:**
  - Zu Beginn der Einatmung den Sprühstoß auslösen, indem der Metallbehälter nach unten gedrückt wird. Hierbei weiterhin gleichmäßig und tief durch den Mund einatmen.
- **Atem anhalten:**
  - Atem für etwa 5–10 Sekunden anhalten.
  - Mundstück aus dem Mund nehmen.
- **Ausatmen:**
  - Langsam ausatmen, bevorzugt durch die Nase oder mit Lippenbremse.
  - Schutzkappe wieder auf das Dosieraerosol aufstecken.

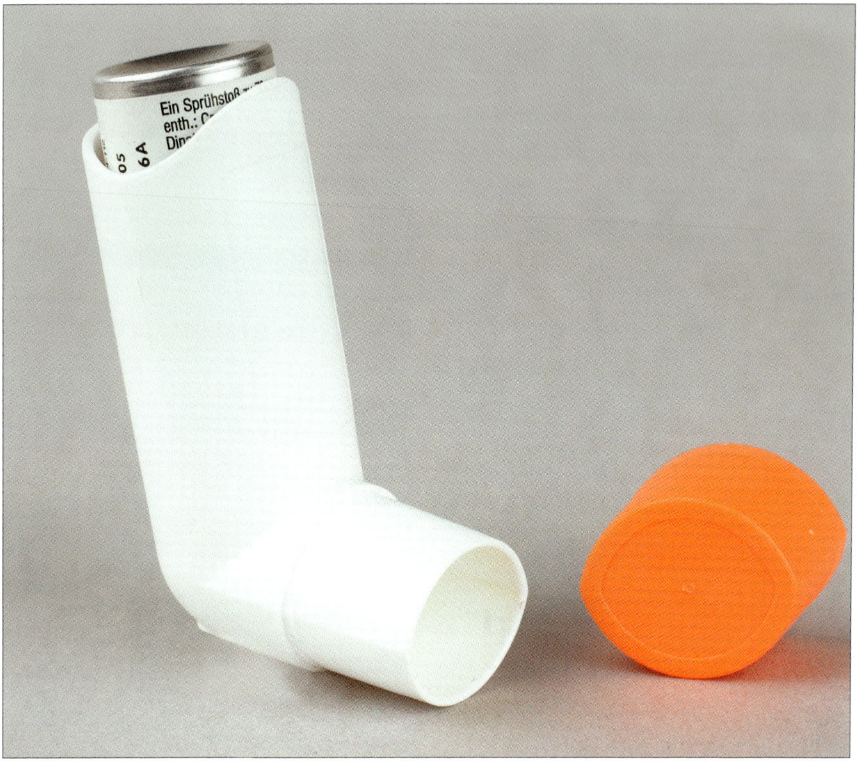

Abb. 17: Dosieraerosol

Dosieraerosol mit Jetspacer

- **Inhalation vorbereiten:**
  - Jetspacer zwischen Daumen und Mittel- oder Zeigefinger halten und kräftig schütteln. Schutzkappe muss aufgesetzt sein.
- **Ausatmen:**
  - Atmen Sie tief aus.
  - Nehmen Sie die Schutzkappe ab.
  - Mundstück mit den Lippen gut umschließen.
- **Sprühstoß auslösen und einatmen:**
  - Drücken Sie das Druckbehältnis nach unten, damit ein Sprühstoß freigesetzt wird.
  - Langsam und möglichst tief durch den Mund einatmen.

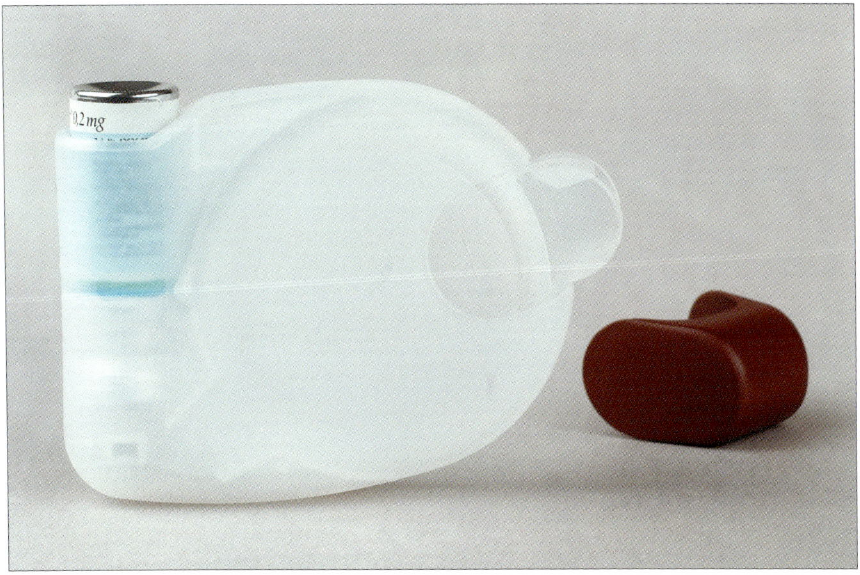

Abb. 18: Dosieraerosol mit Jetspacer

- **Atem anhalten:**
  - Atem für etwa 5–10 Sekunden anhalten.
  - Jetspacer aus dem Mund nehmen.
- **Ausatmen:**
  - Langsam ausatmen, bevorzugt über die Nase oder mit Lippenbremse.
  - Schutzkappe wieder aufstecken.

Dosieraerosol mit großvolumiger Inhalationshilfe (Spacer)

- **Inhalation vorbereiten:**
  - Inhalationshilfe zusammenstecken.
  - Schutzkappe des Dosieraerosols entfernen.
  - Dosieraerosol zwischen Daumen und Mittel- oder Zeigefinger halten, (Daumen am Mundstück unten) und kräftig schütteln.
  - Mundstück des Dosieraerosols in den Spacer einstecken.
- **Ausatmen:**
  - Langsam und entspannt ausatmen.
  - Mundstück der Inhalierhilfe mit den Lippen fest umschließen.
  - Kopf leicht zurückneigen.

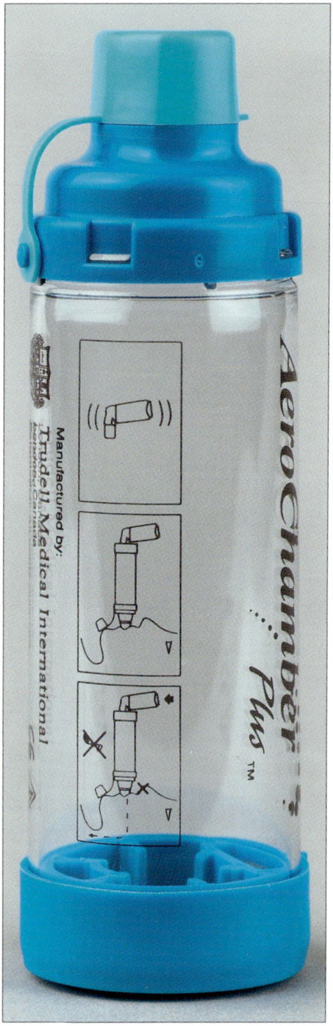

Abb. 19: Inhalationshilfe: AeroChamber

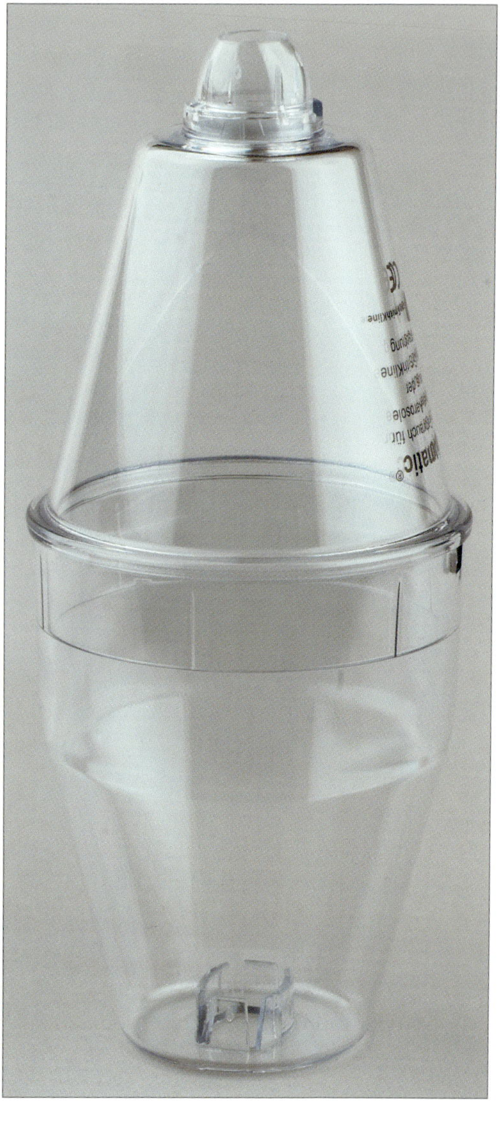

Abb. 20: Inhalationshilfe: Volumatic

- **Inhalation auslösen und einatmen:**
  - Sprühstoß auslösen, indem der Metallbehälter nach unten gedrückt wird. Sofort danach langsam und tief den Substanznebel durch den Mund über den Spacer einatmen.
- **Atem anhalten:**
  - Atem für etwa 5–10 Sekunden anhalten.
- **Ausatmen:**
  - Langsam ausatmen, bevorzugt über die Nase oder mit Lippenbremse.
  - Gegebenenfalls nach 30 Sekunden Inhalation wiederholen.
  - Spacer muss nicht abgesetzt werden, die Ein- und Ausatmung kann über das Mundstück mit Ventil erfolgen (Ausnahme: Spacer ohne Ventil).
  - Spacer und Dosieraerosol trennen, Schutzkappe wieder auf das Dosieraerosol aufstecken und Spacer ordnungsgemäß reinigen.

Atemzuggesteuerte Dosieraerosole: Autohaler, Easybreath

- **Inhalation vorbereiten:**
  - Schutzkappe von hinten nach vorne abdrücken.
  - Autohaler zwischen Daumen und Mittel- oder Zeigefinger senkrecht halten (Daumen und Mundstück unten).
  - Kräftig schütteln (Ausnahme: Dosieraerosole, bei denen der Wirkstoff in HFA gelöst ist, müssen nicht geschüttelt werden).
  - Hebel mit Daumen nach oben drücken.
- **Ausatmen:**
  - Langsam und entspannt ausatmen.
  - Mundstück mit den Lippen gut umschließen.
- **Inhalation auslösen und einatmen:**
  - Kopf leicht zurückneigen.
  - Langsam und möglichst tief durch den Mund einatmen.
  - Nicht erschrecken! Ein Schnappgeräusch zeigt lediglich die atemzugsgesteuerte Wirkstofffreigabe an.
- **Atem anhalten:**
  - Atem für etwa 5–10 Sekunden anhalten.
  - Hierbei Mundstück aus dem Mund nehmen.
- **Ausatmen:**
  - Langsam ausatmen, bevorzugt über die Nase oder mit Lippenbremse.
  - Nicht in das Gerät hineinpusten.
  - Schutzkappe wieder aufstecken.

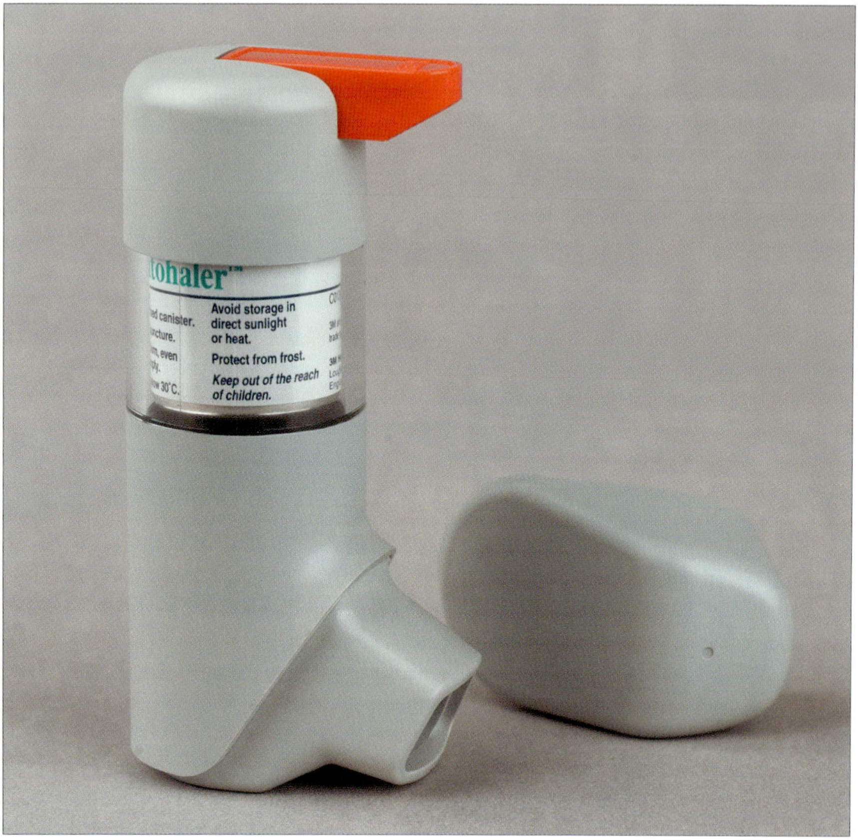

Abb. 21: Atemzuggesteuertes Dosieraerosol: Autohaler

Respimat Soft Inhaler

Beim Respimat Soft Inhaler befindet sich der Wirkstoff in einer Kartusche. Bevor der Respimat Soft Inhaler zum ersten Mal verwendet wird, muss die Kartusche eingesetzt und der Respimat Soft Inhaler gebrauchsfertig gemacht werden.

- **Inhalation vorbereiten:**
  - Den Respimat Soft Inhaler senkrecht halten und darauf achten, dass die Schutzkappe geschlossen ist, damit ein vorzeitiges Auslösen vermieden wird.
  - Das durchsichtige Gehäuseteil nach rechts drehen, bis es einrastet.
  - Die Schutzkappe bis zum Anschlag öffnen.

- **Ausatmen:**
  - Langsam und entspannt ausatmen.
  - Mundstück mit den Lippen gut umschließen. Darauf achten, dass die seitlichen Luftschlitze nicht verdeckt werden.
- **Inhalation auslösen und einatmen:**
  - Den Respimat Soft Inhaler waagerecht in Richtung des Rachens halten.
  - Langsam und möglichst tief durch den Mund einatmen.
  - Gleichzeitig den Sprühstoß auslösen, dabei langsam weiter einatmen.

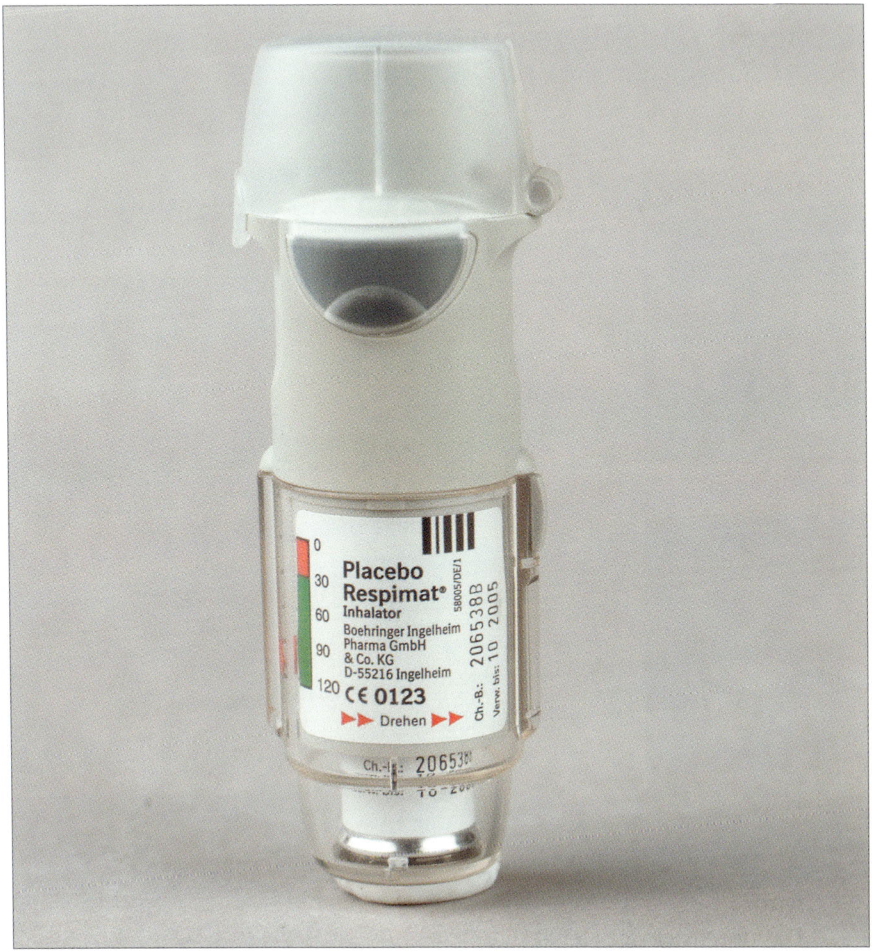

Abb. 22: Respimat Soft Inhaler

- **Atem anhalten:**
  - Atem für etwa 5–10 Sekunden anhalten.
  - Respimat Soft Inhaler aus dem Mund nehmen.
- **Ausatmen:**
  - Langsam ausatmen, bevorzugt durch die Nase oder mit Lippenbremse.
  - Schutzkappe wieder schließen.
  - Ein Zählwerk zeigt an, für wie viele Hübe der Respimat Soft Inhaler noch ausreicht.

Reinigung und Pflege von Inhalationssystemen

Pulverinhalatoren

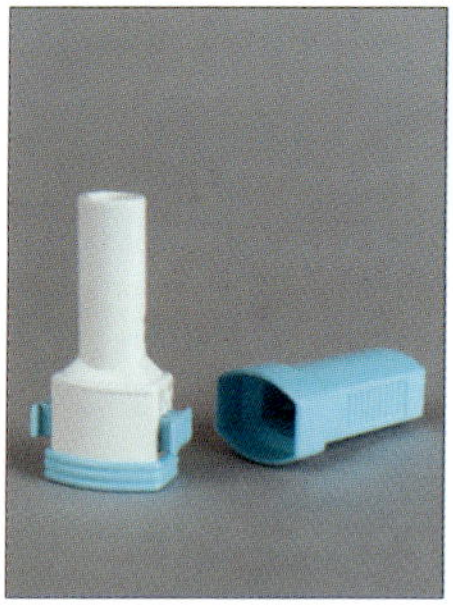

- Aerolizer
  - Das Mundstück und die Kapselöffnung mit einem trockenen Tuch und dem beigelegten Pinselchen reinigen und so die Pulverreste entfernen.

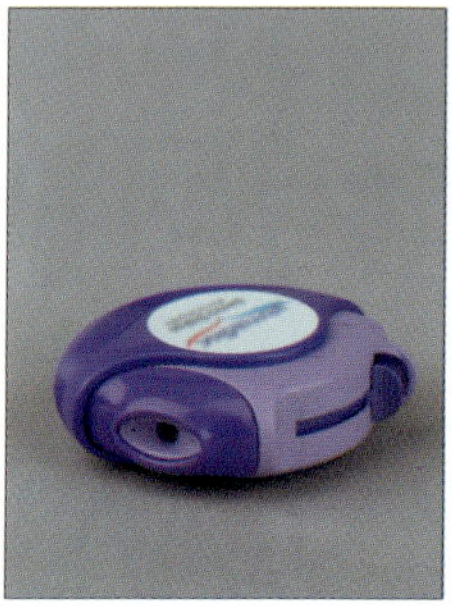

- Diskus
  - Das verschmutzte Mundstück bei Bedarf mit einem trockenen Tuch abwischen.

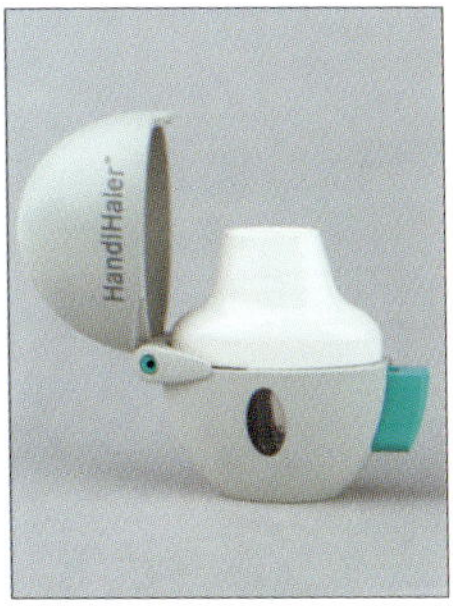

- HandiHaler
  - Das Mundstück bei Bedarf mit einem feuchten Tuch reinigen.
  - Einmal im Monat das auseinandergeklappte Mundstück (samt hochgeklapptem Ansteckkopf) direkt nach der Inhalation mit warmem Wasser abspülen und geöffnet an der Luft trocknen lassen.

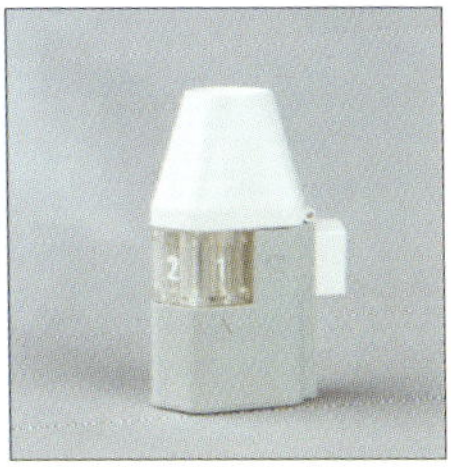

- Inhalator M
  - Zur Entfernung von Pulverresten bzw. Verunreinigungen Mundstück und Kapselhalterung mit lauwarmem Wasser ausspülen und gründlich trocknen lassen, ggf. Haartrockner benutzen.
  - Gerät erst restlos trocknen lassen, dann zusammensetzen.

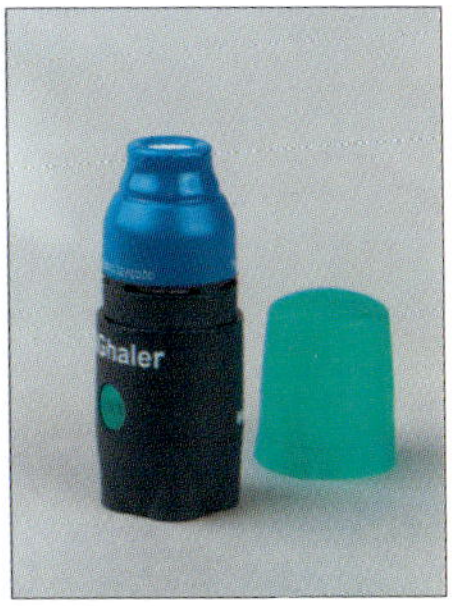

- Jethaler
  - Nur das verschmutzte Mundrohr mit einem feuchten Tuch abwischen.

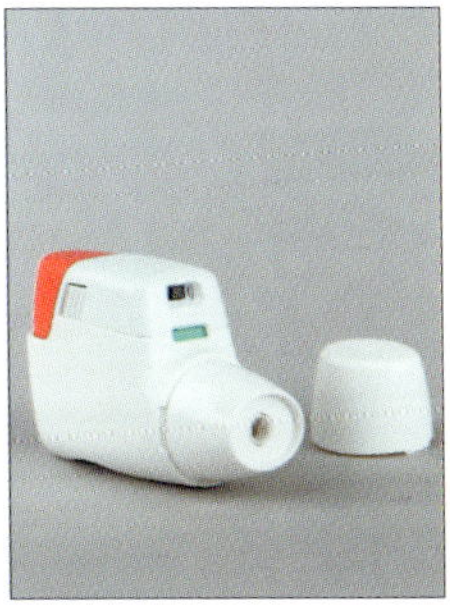

- Novolizer
  - Mundstück, Dosierschlitten und Pulverinhalator mit einem weichen, fusselfreien und trockenen Tuch reinigen, kein Wasser oder Reinigungsmittel verwenden. Pulverreste können durch leichtes Anklopfen entfernt werden.
    Das Mundstück kann abgedreht und gereinigt werden.

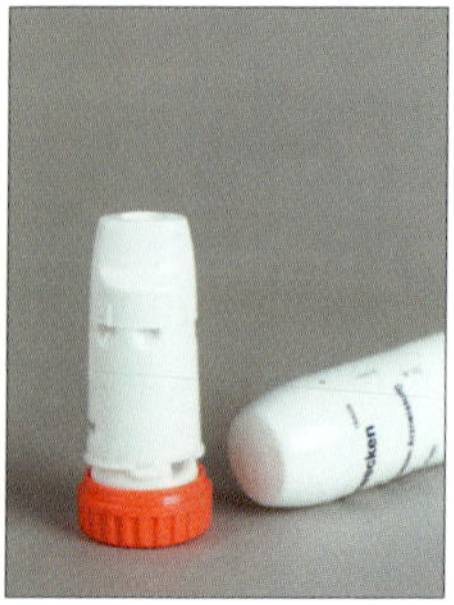

- Turbohaler
  - Das verschmutzte Mundstück mit einem trockenen Tuch reinigen.
  - Schutzkappe zur Aufbewahrung und als Feuchtigkeitsschutz benutzen.

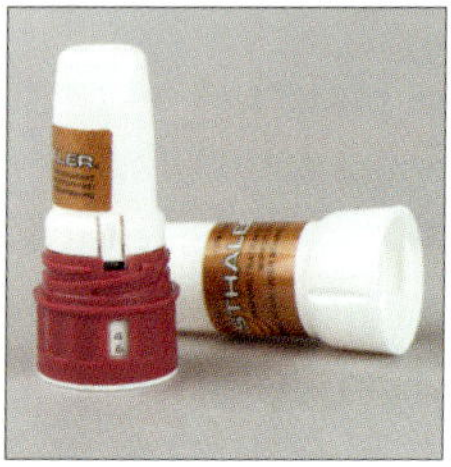

- Twisthaler
  - Die Außenfläche mit einem trockenen Stoff- oder Papiertuch reinigen.
  - Den Twisthaler: auf keinen Fall abwaschen oder mit Wasser in Kontakt bringen.

Dosieraerosole

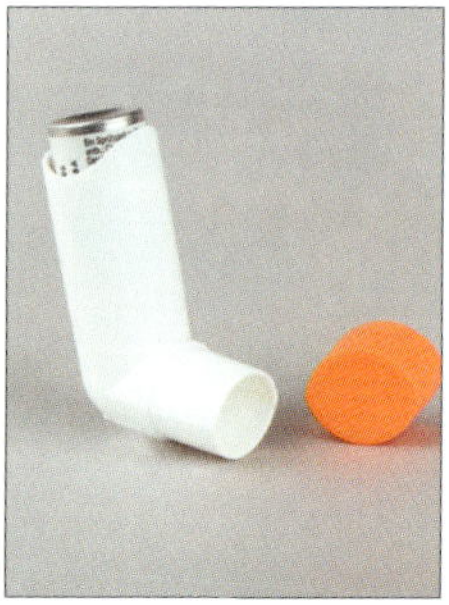

- Dosieraerosol
  - Nach wiederholter Anwendung Mundrohr (ohne Patrone) mit warmem Wasser ausspülen, ausschütteln und gut trocknen lassen, anschließend Patrone wieder aufstecken. Bitte darauf achten, dass die Sprühdüse gereinigt und frei ist.
  - Keinesfalls eine mit Wirkstoff benetzte Düsenöffnung frei kratzen, sondern ausschließlich mit warmem Wasser Wirkstoffreste abspülen und anschließend gut trocken lassen.
  - Darauf achten, dass das Dosieraerosol für das Notfall-Spray immer gebrauchsfertig ist!

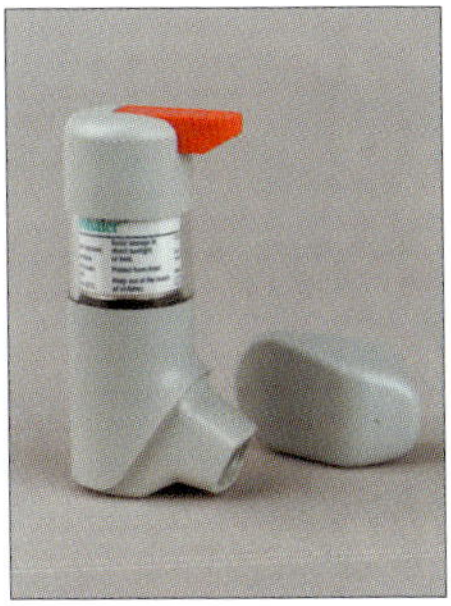

- Autohaler
  - Mundstück ohne Schutzkappe durch Hin- und Herschwenken in lauwarmem Wasser reinigen, anschließend an der Luft trocknen lassen.
  - Keine inneren Teile des Autohalers abtrocknen, aufgrund der Beschädigungsgefahr.

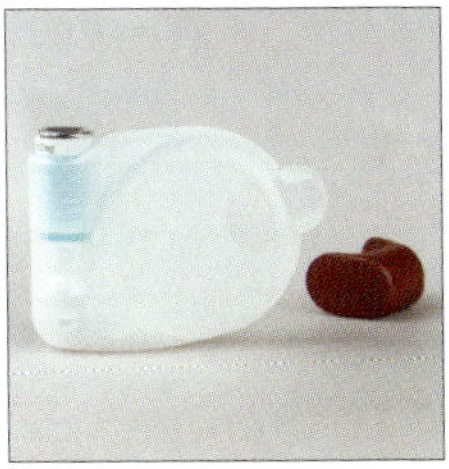

- Jetspacer
  - Druckbehältnis vom Jetspacer entfernen.
  - Jetspacer mit lauwarmem Wasser reinigen und so aufstellen, dass er gut trocknen kann.

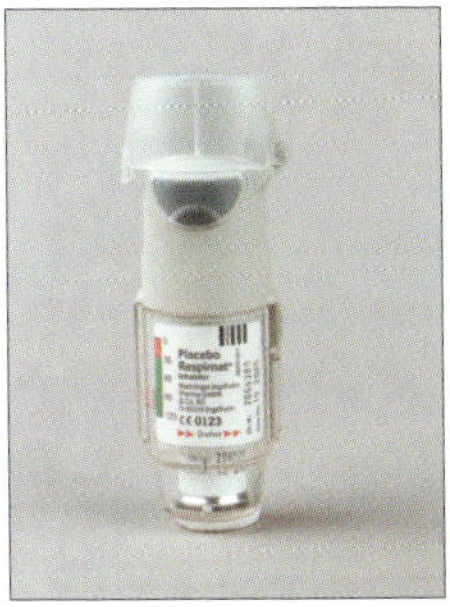

- Respimat Soft Inhaler
  - Mundstück und Metalldüse im Inneren mindestens einmal wöchentlich mit feuchtem Tuch oder Papiertuch reinigen.
  - Falls erforderlich, die Außenseite mit einem Tuch abwischen.
  - Wichtig: Nachdem die Kartusche eingelegt wurde, darf das durchsichtige Gehäuseteil nicht mehr entfernt werden.

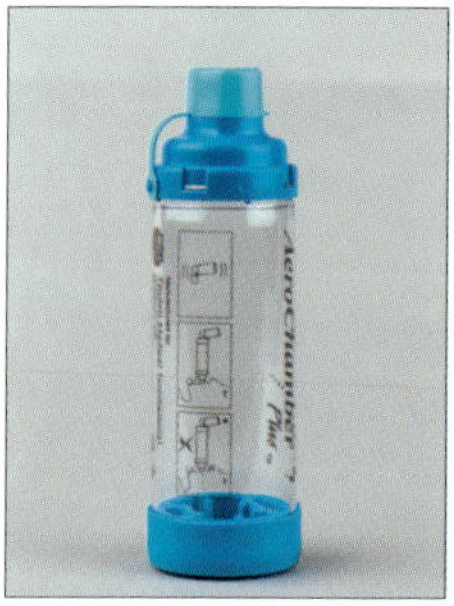

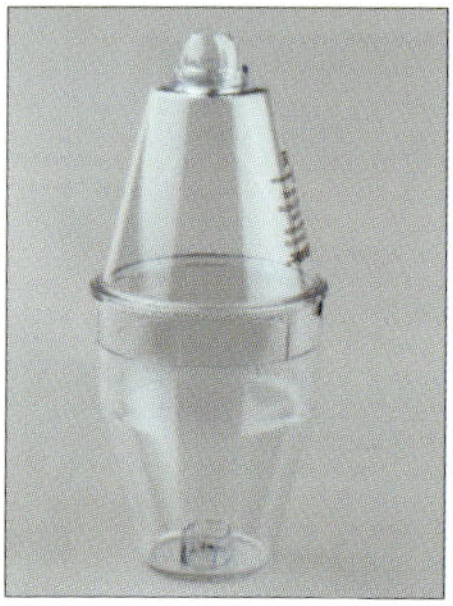

- Inhalationshilfen (Spacer)
  - Inhalationshilfe nach wiederholter Anwendung mit warmem Wasser (besser: mit schwacher Seifenlösung) spülen und lufttrocknen lassen, keinesfalls mit einem Tuch abtrocknen (elektrostatische Aufladung!). Ventile vor dem Trocknen mit warmem Wasser abspülen.
  - Mundstück mit Ventil auf Funktionsfähigkeit überprüfen und gründlich mit warmem Wasser reinigen.
  - Es ist empfehlenswert, die Reinigung einmal wöchentlich durchzuführen. Wird sie abends vorgenommen, können die Teile der Inhalationshilfe über Nacht gut trocknen.

Aufbewahrung von Dosieraerosolen

- Für das Dosieraerosol gelten die Aufbewahrungsbedingungen für Treibgasdosen (§ 6 GefStoffV): „Behälter steht unter Druck, vor Sonnenbestrahlung und Temperaturen über 50°C schützen, auch nach Gebrauch nicht gewaltsam öffnen oder verbrennen."
- Von der Verwendung ist abzuraten, wenn das Dosieraerosol längere Zeit bei Temperaturen über 50°C aufbewahrt wurde, denn es besteht dann das Risiko von Mikroleckagen oder von Ventilschäden. Eine exakte Dosierung kann dann nicht mehr gewährleistet werden.
- Problemlos ist die Aufbewahrung in großen Höhen oder die Mitnahme bei Flugreisen.

5 Der medikamentöse Stufenplan

In diesem Kapitel stellen wir Ihnen die Wirkstoffe vor, die in der Asthmatherapie verwendet werden. Wie zu Beginn der Schulung dargelegt wurde, handelt es sich beim Asthma um eine **Entzündung** der Atemwege. Diese Entzündung führt zu einer **Schwellung der Schleimhaut**, zu **vermehrter Schleimbildung** und zu einer **Verkrampfung der Bronchialmuskulatur**.

Die medikamentöse Asthmabehandlung besteht daher aus zwei Wirkprinzipien:

1. **Die antientzündliche Basistherapie**
   Sie unterdrückt die Entzündung und macht die Atemwege stabil. Daneben verhindert sie ein Fortschreiten der Erkrankung.
2. **Atemwegserweiternde Medikamente**
   Sie entspannen die verkrampfte Bronchialmuskulatur und machen die Atemwege weit.

			Nur bei allergischem Asthma: Omalizumab (Xolair)
		Alternative, ggf. zusätzlich • Inhalatives Kortison in hoher Dosis • Montelukast • Theophyllin-Tabletten • Betamimetikum-Tabletten	**Kortison-Tabletten**
			Theophyllin-Tabletten
		Langwirksame Betamimetika	**Langwirksame Betamimetika**
	Inhalatives Kortison niedrige Dosis	**Inhalatives Kortison** niedrige bis mittlere Dosis	**Inhalatives Kortison** hohe Dosis
Raschwirksame Betamimetika bei Bedarf			
Stufe 1 gelegentlich	**Stufe 2** leichtgradig	**Stufe 3** mittelgradig	**Stufe 4** schwergradig

Abb. 23: Stufenplan

Betamimetika

Die Betamimetika wirken atemwegserweiternd und sind mit dem Adrenalin verwandt. Sie wirken an der verkrampften Bronchialmuskulatur und öffnen dort wie ein „Schlüssel", der ins „Schloss" passt, die Muskulatur. Als Nebenwirkungen können Unruhe, Herzrasen, Schwindel, Übelkeit und Schlaflosigkeit auftreten.

Raschwirksame Betamimetika – Sprays bzw. Pulver („Notfall-Spray")

- **Wirkungsart**: atemwegserweiternd. Die Verkrampfung der Bronchialmuskulatur wird gelöst („Beta-Schlösser").
- **Wirkungseintritt**: sofort, innerhalb weniger Minuten
- **Notfall**: Im Notfall werden sofort die Atemwege erweitert.
- **Dosierung**: meist bedarfsweise, maximal 8–10 Hübe pro Tag (Formoterol: maximal 72µg)

Zunehmender Verbrauch bzw. abnehmende Wirkungsdauer der Betamimetika bedeutet eine Verschlechterung der Atemwegssituation, d.h. Ihre Basisbehandlung muss überprüft und verbessert werden.

Langwirksame Betamimetika – Sprays bzw. Pulver

- **Wirkungsart**: atemwegserweiternd. Sie kommen bevorzugt beim mittelgradigen bis schweren Asthma zur Anwendung, sie verbessern die Kontrolle des Asthmas.
- **Wirkungseintritt**: abhängig vom Wirkstoff. **Formoterol** (raschwirksam) hat einen schnelleren Wirkungseintritt als Salmeterol. **Salmeterol** ist ungeeignet zur Behandlung der akuten Atemnot.
- **Notfall**: abhängig vom Wirkstoff
- **Dosierung**: Regelmäßig und vorbeugend zweimal täglich 1–2 Hübe pro Tag; in der Langzeitbehandlung immer zusammen mit einem Kortisonpräparat einsetzen.

Betamimetika – Retardtabletten

- **Wirkungsart**: atemwegserweiternd
- **Wirkungseintritt**: verzögert
- **Notfall**: für den Notfall nicht geeignet
- **Dosierung**: regelmäßig und vorbeugend morgens und/oder abends eine Tablette

Die Kombination von langwirksamen Betamimetika zum Inhalieren und Betamimetikum-Retardtabletten ist nicht sinnvoll. Inhalierbare Betamimetika sollten in der Dauertherapie stets den Vorzug haben.

Anticholinergikum

Die Anticholinergika wirken auch atemwegserweiternd, allerdings haben sie bis auf gelegentliche Mundtrockenheit, einen schnelleren Herzschlag und Probleme beim Wasserlassen bei Männern mit Prostataleiden kaum Nebenwirkungen. Bei Patienten mit grünem Star (Engwinkelglaukom) sollte diese Substanzklasse nicht angewendet werden.

- **Wirkungsart**: atemwegserweiternd
- **Wirkungseintritt**: schnell, aber langsamer als bei den raschwirksamen Betamimetika
- **Notfall**: evtl. zusätzliche Therapiemaßnahme im Krankenhaus
- **Dosierung**: meist bedarfsweise

Theophyllin

Das Theophyllin ist mit dem Koffein verwandt und wirkt atemwegserweiternd und gering antientzündlich. Die Nebenwirkungen sind so, als hätte man zuviel Kaffee getrunken (Übelkeit, Völlegefühl, Erbrechen, Durchfall, Herzrasen, Zittern, Unruhe, Schlafstörungen, Kopfschmerzen, häufiges Wasserlassen). Bei Überdosierung können lebensbedrohliche Herzrhythmusstörungen oder Krampfanfälle auftreten.

Theophyllin-Retardtabletten

Da das Theophyllin ein körperfremder Stoff ist, wird er von der Leber abgebaut. Damit das Theophyllin jedoch wirken kann, muss eine bestimmte Menge davon im Körper sein. Ist zu wenig Theophyllin im Blut, kann das Medikament nicht wirken, ist zuviel vorhanden, kann es zu ernsten Nebenwirkungen kommen. Daher ist es wichtig, immer eine bestimmte Menge, nämlich von 5–15 mg/l, im Blut zu haben. Die benötigte Menge ist abhängig von Alter, Körpergröße, Gewicht, der Funktion bestimmter Organe wie Herz, Leber und Niere und der Einnahme anderer Medikamente. Damit diese Menge eingehalten werden kann, misst Ihr Arzt in Ihren Blutproben den so genannten **Theophyllinspiegel**.

Checkliste Theophyllin-Retardtabletten:

- **Wirkungsart**: atemwegserweiternd
- **Wirkungseintritt**: verzögert
- **Notfall**: für den Notfall nicht geeignet
- **Dosierung**: regelmäßig und vorbeugend morgens und abends eine Tablette, bei vorwiegend nächtlichen Beschwerden genügt eine Tablette bzw. Kapsel direkt vor dem Einschlafen „auf der Bettkante"
- **Besonderheit**: Theophyllin-Spiegel (5–15 mg/l)

Theophyllin – raschwirksame Trinklösung (Tropfen, Brausetabletten)

- **Wirkungsart**: atemwegserweiternd
- **Wirkungseintritt**: schnell
- **Notfall**: in Ausnahmefällen. Raschwirksames Theophyllin wird zur Anfallsbehandlung im ambulanten Bereich wegen der Nebenwirkungen als problematisch eingestuft!
- **Dosierung**: empfohlene Dosis: 200 mg
  - Tropfen: 48 Tropfen entsprechen 200 mg
  - Theophyllin-Brausetabletten

Cromoglicin/Nedocromil

Bei der allergischen Reaktion spielen bestimmte Körperzellen (Mastzellen) eine entscheidende Rolle. Diese Zellen setzen die Botenstoffe (u.a. Histamin) frei, die die allergische Reaktion vermitteln. Die Wirkstoffe Cromoglicin und Nedocromil bilden eine Art Schutzschild um diese Körperzellen, sodass weniger allergievermittelnde Stoffe freigesetzt werden und die allergische Reaktion schwächer ausfällt. Diese Wirkstoffgruppe kann als zusätzliche Medikation beim Anstrengungsasthma sinnvoll sein, jedoch wird sie in der Dauertherapie für erwachsene Asthmatiker nicht empfohlen.

- **Wirkungsart**: antientzündlich bzw. antiallergisch. Cromoglicin verhindert besonders die Atemwegsverengung, die durch Allergene, Anstrengung und Kälte ausgelöst wird.
- **Wirkungseintritt**: verzögert. Die maximale Wirkung tritt erst zwei Wochen nach Einnahmebeginn ein. Vereinfacht gesagt, benötigt der Schutzschild so viel Zeit, bis er sich um alle Mastzellen gelegt hat. Deshalb muss man bei einer Pollenallergie möglichst zwei Wochen vor der Pollenflugzeit mit der Einnahme beginnen.
- **Notfall**: keine Wirkung im Notfall. Cromoglicin erweitert nicht die Atemwege.
- **Dosierung**: Cromoglicin wird in der Dauertherapie beim erwachsenen Asthmatiker wegen seiner allenfalls schwachen Wirkung nicht empfohlen, es kann evtl. viermal täglich beim Anstrengungsasthma eingesetzt werden.

Anti-Leukotriene (Montelukast)

Leukotriene sind Vermittler der entzündlichen Reaktion beim Asthma, **Anti-Leukotriene** heben die Wirkung dieser Stoffe auf. Sie wirken hauptsächlich bei Patienten, die überempflindlich auf Acetylsalizylsäure (Aspirin) reagieren oder Anstrengungsasthma haben. Anti-Leukotriene verursachen selten Nebenwirkungen (z.B. Kopfschmerzen, Magenbeschwerden).

- **Wirkungsart**: antientzündlich. Anti-Leukotriene können beim leichten bis mittelgradigen Asthma eingesetzt werden, sie wirken vor allem beim Anstrengungsasthma, beim „Aspirin-Asthma“ und beim allergischen Asthma.

- **Wirkungseintritt**: verzögert
- **Notfall**: keine Wirkung im Notfall. Die Anti-Leukotriene sind für den Notfall nicht geeignet, da die Wirkung verzögert eintritt.
- **Dosierung**: regelmäßig und vorbeugend einmal täglich eine Tablette. Wichtig ist, dass die Anti-Leukotriene regelmäßig eingenommen werden, sonst können sie ihre schützende Wirkung nicht entfalten.

Antikörpertherapie (Anti-IgE)

Beim allergischen Asthma binden sich Bestandteile des Immunsystems (IgE-Antikörper) an Mastzellen. Das führt zu einer Freisetzung von Botenstoffen der Entzündung (Histamin). Der Antikörper Omalizumab verhindert die Bindung von IgE an die Mastzelle, indem er sich selbst an freies IgE bindet, er „fängt also IgE". So wird die Ausschüttung von Histamin aus der Mastzelle verhindert. In Deutschland ist derzeit nur ein monoklonaler Antikörper (Omalizumab, Xolair) zur Therapie bestimmter Formen des schweren, das ganze Jahr bestehenden allergischen Asthmas zugelassen.

- **Wirkungsart**: Omalizumab verhindert die Ausschüttung von Histamin durch Bindung von Antikörpern.
- **Wirkungseintritt**: verzögert
- **Notfall**: keine Wirkung im Notfall
- **Dosierung**: Das Medikament wird vierwöchentlich (bzw. zweiwöchentlich) subkutan, also unter die Haut, gespritzt. Die Dosis wird individuell bestimmt und ist abhängig vom Köpergewicht und der Höhe des IgE-Wertes im Blut.

Kortison

Kortison ist ein körpereigenes Hormon, das in der Nebenniere produziert wird. Der Körper stellt ca. 30 mg Kortison pro Tag her. Kortison ist lebensnotwendig, da es dem Körper in verschiedenen Belastungssituationen, z.B. bei Infekten oder Stress, helfen kann. Der Wirkstoff Kortison wird bereits seit 1949 als Medikament eingesetzt. Zu Beginn wurde das Medikament aus Unerfahrenheit zu hoch dosiert, heute weiß man, wie man mit diesem Medikament sicher umgeht.

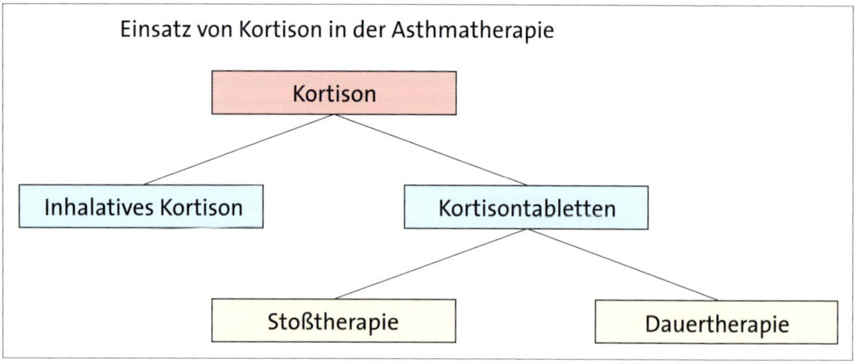

Abb. 24: Einsatz von Kortison in der Asthmatherapie

Inhalatives Kortison

Wie wir bereits zu Beginn der Schulung festgestellt haben, ist die Ursache des Asthmas eine Entzündung der Atemwege, die die Bronchien instabil und anfällig für eine Verkrampfung der Atemmuskulatur macht. Daher ist ein wichtiges Therapieziel die Behandlung der Entzündung. Für eine effektive Entzündungshemmung benötigen wir nur 0,5–1,0 mg inhalatives Kortison pro Tag. Zur Erinnerung: Wir produzieren selber ca. 30 mg Kortison pro Tag. Des Weiteren hat das inhalative Kortison den Vorteil, dass diese geringe Menge sehr effektiv wirken kann. Mengen von 0,5–1,0 mg inhaliertem Kortison ersetzen 7–8 mg Prednisolon (Kortisontabletten). Nebenwirkungen an anderen Organsystemen sind nicht bekannt, jedoch kann das inhalative Kortison auf dem Weg in die Lunge die Mundflora verändern, sodass sich Pilze, die in jedem Mund vorhanden sind, stärker vermehren können. Eine Pilzinfektion (Soor) kann die Folge sein. Daneben kann Heiserkeit auftreten. Um diese lokalen Reaktionen zu vermeiden, muss man nur folgende Regeln beachten:

Nach der Inhalation von Kortison immer den Mund spülen, Zähne putzen oder etwas essen!

Checkliste inhalatives Kortison:

- **Wirkungsart**: antientzündlich. Das Kortison zum Inhalieren ist unverzichtbar in der antientzündlichen Basistherapie.

- **Wirkungseintritt**: verzögert. Kortison-Spray bzw. -Pulver wirkt vorbeugend, nur bei regelmäßiger Anwendung können Anfälle verhindert werden. Der volle Schutz setzt erst nach ca. zwei Wochen ein. Dies ist ein weiterer Grund, warum man die Einnahme nicht unterbrechen darf.
- **Notfall**: nicht im Notfall. Kortison-Spray bzw. -Pulver ist zu niedrig dosiert für den Anfall. Im Notfall müssen Sie Kortison hochdosiert als Tablette einsetzen.
- **Dosierung**: regelmäßig und vorbeugend
  - niedrige Dosis: zweimal 1 Hub pro Tag (z.B. 200 µg extrafeines HFA-Beclometason, 500 µg Beclometason, 400 µg Budesonid, 80 µg Ciclesonid, 250 µg Fluticason, 200 µg Mometason)
  - mittlere Dosis: zweimal 2 Hübe pro Tag (z.B. 400 µg extrafeines HFA-Beclometason, 1 000 µg Beclometason, 800 µg Budesonid, 160 µg Ciclesonid, 500 µg Fluticason, 400 µg Mometason)
  - hohe Dosis: zweimal 4 Hübe pro Tag (z.B. 800 µg extrafeines HFA-Beclometason, 2 000 µg Beclometason, 1 600 µg Budesonid, ≥ 160 µg Ciclesonid, 1 000 µg Fluticason, 800 µg Mometason)
- **Besonderheit**: Kortison zum Inhalieren in der niedrigen und mittleren Dosierung verursacht kaum Kortison-Nebenwirkungen.

Kortison-Tabletten

Kortison-Tabletten werden in Form einer Kortisonstoßtherapie eingesetzt, wenn die Atemwege schnell stabilisiert werden müssen (z.B. bei einem Infekt) oder als Dauertherapie bei schwergradigem Asthma.

- **Wirkungsart**: antientzündlich
- **Wirkungseintritt**: verzögert, deshalb frühzeitig beginnen
- **Notfall**: wichtig für den Notfall. Gerade im Notfall ist der frühzeitige und hochdosierte Einsatz von Kortison-Tabletten lebensrettend.
- **Dosierung**:
  - Kortison-Stoßtherapie: Beginn mit 40 mg, Halbierung der Dosis alle vier Tage
  - Kortison-Dauertherapie: möglichst niedrige individuelle Dosierung
  - Notfall: 25–100 mg Prednisolon-Äquivalent

Kortison-Stoßtherapie

Die Kortison-Stoßtherapie ist eine effektive Möglichkeit, bei rasch abfallenden Peak-Flow-Werten die Atemwege zu stabilisieren. Dies ist meist bei einem Infekt nötig. Sollten Ihre Peak-Flow-Werte rasch abfallen, können Sie selbstständig eine Kortison-Stoßtherapie einleiten, sollten dies allerdings zum nächstmöglichen Zeitpunkt mit Ihrem Arzt besprechen.

Wann soll ich eine Kortison-Stoßtherapie beginnen?

Generell soll eine Kortison-Stoßtherapie begonnen werden, wenn sich die Peak-Flow-Werte rasch verschlechtern, oder im Rahmen des Notfallmanagements. Die folgenden sieben Warnsymptome helfen Ihnen bei der Entscheidung:

- Abfall der Peak-Flow-Werte
- Zunahme der Atemnot
- Verstärkung des Hustens
- Veränderung des Auswurfs (Menge, Farbe)
- Abnahme der körperlichen Belastbarkeit
- steigender Verbrauch des Notfall-Sprays
- Auftreten von Infektzeichen (Fieber, gelber bzw. grüner Auswurf)

Wie führt man eine Kortison-Stoßtherapie durch?

Die Durchführung einer Kortison-Stoßtherapie ist sehr einfach. Man nimmt mindestens 40 mg Prednisolon pro Tag an den ersten vier Tagen. Wenn sich die Atemwege stabilisiert haben und die Peak-Flow-Werte deutlich besser sind, kann um die Hälfte reduziert werden. Diese Dosis von 20 mg behält man weitere vier Tage bei. Danach kann abermals um die Hälfte reduziert werden. Nach weiteren vier Tagen kann die Therapie beendet werden. Wichtig ist, dass Sie die Therapie nicht einfach ohne Rücksprache mit Ihrem Arzt unterbrechen.

Kortisonstoßtherapie:

Tag 1–4:	40 mg
Tag 5–8:	20 mg
Tag 9–12:	10 mg

ab Tag 13 absetzen!

Kortison-Dauertherapie

Nur wenige Asthmatiker benötigen Kortisontabletten in der Dauertherapie. Hier ist es wichtig, eine möglichst niedrige Dosis anzustreben. Oft kann eine höhere Dosis des inhalativen Kortisons helfen, die Tablettenmenge zu reduzieren. Wenn man nur über wenige Wochen Kortisontabletten einnehmen muss, z.B. im Rahmen einer Kortisonstoßtherapie, treten kaum Nebenwirkungen auf. Müssen die Kortisontabletten jedoch über Monate eingenommen werden, können typische Nebenwirkungen auftreten.

Häufige Nebenwirkungen:
- Knochenbrüchigkeit (Osteoporose)
- Gewichtszunahme
- Hautveränderungen

Weitere Nebenwirkungen:
- kräftiges Gesicht, Stammfettsucht
- Wassereinlagerungen (Ödeme)
- grüner Star (Glaukom), grauer Star (Katarakt)
- Auftreten eines versteckten Bluthochdrucks oder einer Zuckerkrankheit (Diabetes)
- Abnahme der Muskelkraft
- Magengeschwüre, wenn gleichzeitig Schmerz- oder Rheumamittel eingenommen werden
- Beeinflussung der Psyche

Wenn Sie dauerhaft Kortisontabletten einnehmen müssen, ist es wichtig, diesen Nebenwirkungen vorzubeugen. Im Folgenden geben wir Ihnen hierzu einige Tipps:
- Osteoporose:
  - Sport treiben
  - calciumreiche Kost
  - Calciumtabletten
  - Vitamin-D-Präparate
  - Aufenthalt im Freien (Sonne)
  - spezielle Medikamente (Bisphosphonate)
- Augenveränderungen:
  - regelmäßige augenärztliche Kontrollen
- Neigung zu Magengeschwüren:
  - bei gleichzeitiger Einnahme von Schmerz- oder Rheumamitteln evtl. Magenschutz-Tabletten verordnen lassen

Kombinationspräparate

Wenn mehrere Wirkstoffe gleichzeitig eingenommen werden müssen, kann es sinnvoll sein, diese in einem Inahalationssystem zu kombinieren.

Kombination aus inhalativem Kortison und langwirksamem Betamimetikum

- **Wirkungsart:** antientzündlich (Kortison-Pulver) und atemwegserweiternd (langwirksames Betamimetikum)
- **Wirkungseintritt:** abhängig von dem langwirksamen Betamimetikum (rasch beim Symbicort, verzögert bei Viani und Atmadisc)
- **Notfall:** Symbicort ist derzeit für den Notfall nicht zugelassen, Viani und Atmadisc sind für den Notfall nicht geeignet.
- **Dosierung:** regelmäßig und vorbeugend. Diese Kombination ist besonders für die Dauertherapie stabiler Asthmatiker geeignet.

Kombination aus kurzwirksamem Betamimetikum und kurzwirksamem Anticholinergikum (Berodual)

Durch die Kombination wird ein Teil der Dosis des Betamimetikums eingespart, sodass die Nebenwirkungen des Betamimetikums geringer sind. Das Anticholinergikum entwickelt erst verzögert die volle atemwegserweiternde Wirkung, sodass eine Peak-Flow-Kontrolle erst nach 30 Minuten sinnvoll ist.

- **Wirkungsart:** atemwegserweiternd
- **Wirkungseintritt:** nach wenigen Minuten
- **Notfall:** Im Notfall werden die Atemwege rasch erweitert.
- **Dosierung:** meist bedarfsorientiert, maximal 8–10 Hübe pro Tag. Zunehmender Verbrauch bzw. abnehmende Wirkungsdauer bedeutet eine Verschlechterung der Atemwegssitutation, d.h. Ihre Basisbehandlung muss überprüft und verbessert werden.

Kombination aus Cromoglicin und kurzwirksamem Betamimetikum (Aarane, Allergospasmin, Ditec)

- **Wirkungsart:** antientzündlich (Cromoglicin) und atemwegserweiternd (kurzwirksames Betamimetikum)
- **Wirkungseintritt:** schnell atemwegserweiternd (kurzwirksames Betamimetikum), langsamer bezüglich der antientzündlichen Wirkung (Cromoglicin)
- **Notfall:** Im Notfall erweitert das kurzwirksame Betamimetikum die Atemwege.
- **Dosierung:** Das Cromoglicin wirkt antiallergisch und sollte viermal täglich inhaliert werden, das raschwirksame Betamimetikum erweitert die Atemwege und sollte bedarfsweise eingesetzt werden. Diese Wirkstoffkombination wird in der Dauertherapie für erwachsene Asthmatiker nicht empfohlen.

6 Dosisanpassung

Wenn wir jetzt noch einmal die einzelnen Teile der Asthmaschulung zusammenfassen, können wir Folgendes feststellen:

- Sie kennen den Aufbau der Lunge und wissen, dass die Ursache des Asthmas eine Entzündung der Atemwege ist.
- Sie haben gelernt, mit dem Peak-Flow-Meter umzugehen und kennen Ihren persönlichen Bestwert. Das Ampelschema ist Ihnen vertraut.
- Sie kennen den medikamentösen Stufenplan.
- Sie kennen Ihre Inhalationssysteme und wissen, wie Sie korrekt inhalieren.
- Sie kennen die Wirkstoffe Ihrer Medikamente und wissen, wie und wann sie einzusetzen sind.

Mit diesem Wissen ist es Ihnen nun möglich, Ihr Asthma weitgehend selber zu kontrollieren. Nach den folgenden Anweisungen können Sie Medikamente einsparen, wenn Ihre Atemwege stabil sind, und Sie können verhindern, dass Ihre Atemwege instabil werden, indem Sie Ihre Medikamente anpassen.

Dosissteigerung

Eine Erhöhung der Basismedikation ist immer dann nötig, wenn Ihre Peak-Flow-Werte (nach wiederholter Messung) im gelben Bereich sind. Folgende Grundsätze haben sich bei der Dosissteigerung bewährt:

- Bevor in die nächsthöhere Stufe des medikamentösen Stufenplans gewechselt wird, müssen die unteren Stufen „ausgenutzt“ werden. Meist kann das inhalative Kortison in der Dosierung gesteigert werden.
- Einzelne Stufen des medikamentösen Stufenplans sollen nur in Ausnahmefällen (z.B. bei Unverträglichkeiten) weggelassen werden.
- Bei einer raschen Verschlechterung der Atemwegssituation mit deutlich sinkenden Peak-Flow-Werten muss eine Kortison-Stoßtherapie eingeleitet werden.

Dosisreduktion

Befinden sich Ihre Peak-Flow-Werte über einen längeren Zeitraum im grünen Bereich des Ampelschemas, können Sie gemeinsam mit Ihrem Arzt über eine Dosisreduktion nachdenken. Folgende Vorraussetzungen müssen hierfür erfüllt sein:

- Die Peak-Flow-Werte sollten über einen Zeitraum von mindestens vier Wochen im grünen Bereich sein.
- Die tageszeitliche Schwankung der Peak-Flow-Werte sollte gering sein.
- Sie fühlen sich wohl.
- Keinesfalls darf bei einer Dosisreduktion die antientzündliche Basismedikation (das inhalative Kortison) weggelassen werden.

7 Asthma und Sport

Sportliche Betätigung ist für Asthmatiker wichtig und hat viele positive Auswirkungen:

- Steigerung der körperlichen Leistungsfähigkeit
- Steigerung des Lebens- und Selbstwertgefühls
- Abnahme des Gefühls der Atemnot
- Training der Muskulatur
- Stärkung der körpereigenen Abwehrkräfte
- Vorbeugung gegen Osteoporose

Welche Sportarten sind geeignet?

Günstig sind dynamische Sportarten wie Schwimmen, Wandern, Tanzen, Rad fahren und Laufen (z.B. Nordic Walking).
Ungünstig sind Sportarten mit schneller Kraftanstrengung wie Sprinten, schnelles Rad fahren, Kraftsport und Tauchen.

Welche Vorraussetzungen müssen für risikoarmen Sport beachtet werden?

- Stabile Atemwege (grüner Bereich)
- Umgebung: kaltes Wasser und kalte Luft meiden, große Höhen (über 2000 m) meiden
- kurze, starke Belastungen meiden
- ausreichende Aufwärmphase einplanen (10–15 Minuten)
- vor dem Sport Peak-Flow messen, ggf. vorher ein raschwirksames Betamimetikum inhalieren
- für den Notfall immer Notfall-Spray und Peak-Flow-Meter in der Tasche haben
- möglichst nicht allein Sport treiben oder ein Handy mitführen

Asthmasportgruppe

In einer Asthmasportgruppe treffen sich Asthmatiker, um regelmäßig unter professioneller Betreuung Sport zu treiben. Idealerweise ist ein Arzt anwesend. Ob in Ihrer Nähe die Möglichkeit der Teilnahme an einer Asthmasportgruppe besteht, können Sie von Ihrem Kursleiter erfahren. Weitere Informationen erhalten Sie auf der Homepage *www.lungensport.org*.

8 Der Bronchialinfekt

Der Bronchialinfekt ist eine häufige Ursache für eine rasche Verschlechterung der Atemwegssituation und oft Auslöser schwerer Asthmaanfälle. Daher ist es wichtig die Anzeichen eines Bronchialinfekts rechtzeitig zu erkennen, um geeignete Gegenmaßnahmen in die Wege zu leiten.

Anzeichen eines Bronchialinfekts

Charakteristischerweise kann man einen beginnenden Bronchialinfekt anhand folgender Symptome erkennen:

- allgemeines Krankheitsgefühl, vermehrtes Schwitzen
- Hals- und Schluckbeschwerden, Rötung und Schwellung der Mund- und Rachenschleimhaut
- Fieber
- Husten mit oder ohne Auswurf (häufig: weißer Auswurf bei viralen Infekten, gelb-grüner Auswurf bei bakteriellen Infekten)
- zunehmende Atemnot
- starker Abfall der Peak-Flow-Werte
- vermehrter Verbrauch des raschwirksamen Betamimetikums (Notfall-Spray)

Möglichkeiten der Infektvorbeugung

Durch das Asthma ist Ihre Lunge anfälliger für Bronchialinfekte. Daher ist es wichtig, Vorkehrungen zu treffen, um einen Infekt zu verhindern:

- gesunde und vielseitige Ernährung
- Meiden von Nikotin und Alkohol
- körperliche Abhärtung (kalt-warme Wechselduschen)
- angepasste Kleidung

- Meiden von Ansteckungssituationen (z.B. erkältete Verwandte, überfüllte Busse etc.)
- regelmäßiges Waschen der Hände nach Kontakt mit erkälteten Menschen

Impfung

Gemäß den Empfehlungen der Ständigen Impfkommission des Robert-Koch-Instituts wird erwachsenen Asthmatikern die regelmäßige **Impfung gegen Influenza** empfohlen. Da sich das Virus jährlich verändert, ist es nötig, jedes Jahr im Herbst eine aktuelle Impfung durchführen zu lassen. Daneben wird eine Impfung gegen die häufigsten bakteriellen Erreger von Lungenentzündungen, die **Pneumokokkenschutzimpfung**, empfohlen. Diese muss alle fünf Jahre aufgefrischt werden.

Behandlung eines Bronchialinfekts

Bei einem Bronchialinfekt sollten Sie immer Ihren Arzt aufsuchen. Häufig ist wegen der verschlechterten Atemsituation der Einsatz einer Kortison-Stoßtherapie nötig. Daneben werden Antibiotika eingesetzt. Hierbei ist es wichtig, die Dauer der Antibiotikatherapie einzuhalten, um Resistenzbildungen zu vermeiden. Typische Nebenwirkungen einer Antibiotikatherapie können allergische Reaktionen und Durchfall sein.

9 Der Asthmaanfall

Wenn Sie regelmäßig Ihren Peak-Flow-Wert bestimmen, die Medikation gemäß dem Stufenplan durchführen, Infektzeichen rechtzeitig erkennen und Ihren Arzt zu Rate ziehen, ist die Wahrscheinlichkeit, einen Asthmaanfall zu bekommen, sehr gering. Sollte dies dennoch der Fall sein, ist es wichtig, **strukturiert** vorzugehen. Die meisten Asthmaanfälle kündigen sich lange im Voraus an. Sie sollten die sieben Warnsymptome nicht außer Acht lassen und rechtzeitig handeln.

Die sieben Warnsymptome:

- Abfall der Peak-Flow-Werte
- Zunahme der Atemnot
- Verstärkung des Hustens
- Veränderung des Auswurfs
- Abnahme der körperlichen Belastbarkeit
- steigender Verbrauch des Notfall-Sprays
- Anzeichen eines Infekts

Der leichte bis mittelschwere Asthmaanfall

Den leichten Asthmaanfall erkennen Sie am einfachsten daran, dass Sie noch sprechen können. Die allermeisten Asthmaanfälle sind leichte bis mittelschwere Anfälle.

Der Notfallplan für leichte bis mittelschwere Asthmaanfälle

- Wenn Sie Luftnot spüren, sollten Sie zunächst Ihren **Peak-Flow-Wert** bestimmen, um das Ausmaß des Anfalls einschätzen zu können und um anschließend kontrollieren zu können, ob die ergriffenen Maßnahmen zum Erfolg geführt haben.

- **2 Hübe eines raschwirksamen Betamimetikums inhalieren.**
- **5–10 Minuten warten**, versuchen ruhig zu atmen, die Lippenbremse anwenden.
- **Peak-Flow messen**; hat sich der Wert verbessert, haben Sie den Anfall selber beherrscht, hat sich der Wert verschlechtert, müssen weitere Maßnahmen ergriffen werden.
- **Erneut 2 Hübe Notfall-Spray**, zusätzlich Einleitung einer Kortison-Stoßtherapie mit 25–50 mg Kortison.
- **5–10 Minuten warten**, erneut die Lippenbremse anwenden.
- **Peak-Flow messen**; hat sich der Wert verbessert, haben Sie den Anfall beherrscht, allerdings sollten sie am nächsten Tag Ihren Arzt aufsuchen um zu besprechen, ob die Kortison-Stoßtherapie fortgesetzt werden soll oder beendet werden kann. Hat sich der Wert verschlechtert, müssen Sie oder Ihr Angehöriger einen **Notarzt** verständigen. Die Telefonnummer ist von Bundesland zu Bundesland verschieden. Sie sollten die richtige Telefonnummer in Ihren Notfallausweis eintragen. Ihr Angehöriger sollte jetzt die Rettungskräfte leiten (Licht im Hausflur anmachen, auf die Straße stellen und winken).

Insgesamt sind jetzt maximal 20 Minuten seit dem Beginn der Luftnot vergangen. Anhand dieses strukturierten Vorgehens wissen Sie genau, was Sie wann zu tun haben, und Sie wissen auch, wann Sie einen Arzt rufen müssen!

Der schwere bis lebensbedrohliche Anfall

Selten können schwere bis lebensbedrohliche Anfälle auftreten, bei denen es zu einer raschen Verschlechterung der Atemwegssituation kommt. Hier ist das Messen des Peak-Flow-Wertes oft nicht mehr möglich. Das Sprechen fällt Ihnen schwer.

Der Notfallplan für schwere bis lebensbedrohliche Anfälle

- **Inhalieren Sie sofort 4 Hübe des Notfall-Sprays!** Können Sie nicht mehr inhalieren, sprühen Sie 4 Hübe auf die Wangenschleimhaut.
- **Warten Sie maximal 5 Minuten.**

- Wenn sich der Zustand nicht bessert, **inhalieren Sie erneut 4 Hübe Notfall-Spray** und nehmen 50–100 mg Kortison.
- Rufen Sie umgehend den **Notarzt!**

Notfallpaket und Notfallausweis

Nach der Schulung erhalten Sie von Ihrem Arzt das Notfallpaket, welches aus mehreren Kortison-Tabletten (zur Durchführung einer Kortison-Stoßtherapie) und dem Notfallausweis besteht.

Anhang

Medikamentenliste

Raschwirksame Betamimetika – kurzwirksames Spray bzw. Pulver („Notfall-Spray")	
Salbutamol	Bronchospray Autohaler, -novo
	Epaq
	Salbu Novolizer
	Salbulair N/- Autohaler
	Sultanol Dosieraerosol FCKW-frei
	Ventilastin Novolizer
	Apsomol N
	Cyclocaps Salbutamol
	Salbuhexal N/- Easyhaler
	Salbutamol AZU
	Salbutamol-ratiopharm N
	Salbutamol Stada N
	Salbutamol von ct
	Salvent
Terbutalin	Aerodur Turbohaler
Fenoterol	Berotec N

Langwirksame Betamimetika – langwirksames Spray bzw. Pulver (12-Stunden-Spray)	
Formoterol	Foradil P/-DA
	Forair FCKW-frei 12µg
	Oxis
	FormotopNovolizer
Salmeterol	aeromax Diskus bzw. Dosieraerosol
	Serevent Diskus bzw. Dosieraerosol

Raschwirksame Anticholinergika – Spray bzw. Pulver	
Ipratropiumbromid	Atrovent

Betamimetika – Retardtabletten/-kapseln	
Salbutamol	Loftan
	Salbulair
	Volmac
	Salbuhexal retard
	Salmundin
Terbutalin	Bricanyl
	Asthmoprotect
	Contimit
	Terbutalin AL
	Terbutalin-ratiopharm
	Terbutalin ret von ct
	Terbuturmant
Tulobuterol	Atenos
	Brelomax
Bambuterol	Bambec
Clenbuterol	Spiropent

Theophyllin – Retardtabletten/-kapseln	
Theophyllin	Bronchoretard
	Euphylong
	Solosin
	Unilair
	Afonilium
	Aerobin
	Contiphyllin Retardtabletten
	Cronasma
	duraphyllin
	Euspirax (Cholintheophyllinat)
	Theophyllin AL. Ret.
	Theophyllin AZU retard
	Theophyllin retard Heumann
	Theophyllin retard-ratiopharm
	Theophyllin STADA
	Tromphyllin retard
	Uniphyllin
Aminophyllin	Aminophyllin
	Phyllotemp

Theophyllin – raschwirksame Form	
Theophyllin	Bronchoparat
	Euphylong-quick Brausetabletten
	Solosin Tropfen
	Afonilum Tropfen

Cromoglicin/Nedocromil	
Cromoglin	Acecromol
	Cromoglicin ...
	Cromohexal
	Cromolind
	Cromopp
	Cromo ...
	Diffusyl
	DNCG ...
	Flui-DNCG
	Intal
	Pädiacrom
	Pentatop
	Vividrin
Nedocromil	Halamid
	Tilade

Anti-Leukotriene	
Montelukast	Singulair

Anti-IgE	
Omalizumab	Xolair

Kortison – Spray bzw. Pulver	
Beclometason	AeroBec N
	Bronchocort novo
	Junik-Dosieraerosol
	Junik-Autohaler
	Sanasthmyl Rotadisk
	Ventolair Autohaler
	Beclo AZU
	Beclohexal Easyhaler
	Beclometason-ratiopharm
	Becloturmant HFA
	Cyclocaps Betametason
	Sanasthmax FCKW-frei
Ciclesonid	Alvesco
Fluticason	atemur
	Flutide
Budesonid	Budecort Novolizer
	Miflonide
	Novopulmon 200 Novolizer
	Novopulmon 400 Novolizer
	Pulmicort-Turbohaler
	Benosid N
	Budes Easyhaler
	Budiair
	Budesonid-ratiopharm Jethaler
	Cyclocaps Budesonid
Mometason	Asmanex

Kortison – Tabletten	
Prednisolon	Decortin H
	Decaprednil
	duraprednisolon
	hefasolon
	Predni H Tablinen
	Prednisolon Galen
	Prednisolon Hexal
	Prednisolon Jenapharm
	Prednisolon-ratiopharm
Prednison	Decortin
	Cutason
	Predni Tablinen
	Prednihexal
	Prednisolon acis
	Prednisolon Galen
	Prednisolon Rotexmedia
	Prednison-ratiopharm
Methylprednisolon	Urbason
	Medrate
	Methycortin
	Methylprednisolon Jenapharm
	Methylprednisolon acis
	Metypred
	Metysolon
	M-Prednihexal
	Predni M Tablinen
Cloprednol	Syntestan
Fluocortolon	Ultralan-oral

Kombinationen – Spray bzw. Pulver	
Langwirksames Betamimetikum	atmadisc
Salmeterol und Kortison Fluticason	Viani
Langwirksames Betamimetikum Formoterol (raschwirksam) und Kortison Budesonid	Symbicort
Raschwirksames Betamimetikum Fenoterol und raschwirksames Anticholinergikum Ipratropiumbromid	Berodual
Cromoglicin und raschwirksames Betamimetikum Reproterol	Allergospasmin Aarane
Cromoglicin und raschwirksames Betamimetikum Fenoterol	Ditec

Adressen

- **Deutsche Atemwegsliga e.V.**
  Geschäftsstelle
  Im Prinzenpalais/Burgstraße
  33175 Bad Lippspringe
  Tel: 05252/933615
  www.atemwegsliga.de
- **ADIZ**
  Allergie, Dokumentations- und Informationszentrum
  Im Prinzenpalais/Burgstraße
  33175 Bad Lippspringe
  Tel: 05252/954502
  www.adiz.de
- **Aktionsbündnis Allergieprävention ab[a]p**
  Koordinierungsstelle c/o Bundesministerium für Gesundheit
  Am Probsthof 78a
  53121 Bonn
  Tel.: 01888/4413135
- **Allergie- und umweltkrankes Kind e.V.**
  Westerholter Str. 142
  45892 Gelsenkirchen
  Tel: 0209/30535

- **Arbeitsgemeinschaft Lungensport in Deutschland**
  Wormser Str. 81
  55276 Oppenheim
  Tel: 06133/2023
  www.lungensport.org
- **Bundeszentrale für gesundheitliche Aufklärung**
  Postfach 910152
  51071 Köln
  Tel.: 0221/89920
  www.bzga.de
- **Deutsche Lungenstiftung e.V.**
  Herrenhäuser Kirchweg 5
  30167 Hannover
  Tel: 0511/2155110
  www.lungenstiftung.de
- **Deutscher Allergiker- und Asthmatikerbund e.V.**
  Bundesgeschäftsstelle
  Hindenburgstr. 110
  41061 Mönchengladbach
  Tel: 02161/814940
  www.daab.de
- **Gemeinschaft bronchialkranker Kinder und Jugendlicher**
  Rheinstr. 7
  76287 Rheinstetten,
  Tel: 07242/6855
- **Patientenliga Atemwegserkrankungen e.V.**
  Geschäftsstelle PCM
  Wormser Str. 81
  55276 Oppenheim
  Tel: 06133/3543
  www.patientenliga-atemweg.de

Telefonnummern der Pollenflugvorhersage

Stiftung Deutscher Polleninformationsdienst
Im Prinzenpalais/Burgstraße
33175 Bad Lippspringe
Tel: 05252/931203

Telefonnummern für die bundesweiten Ansagen der Pollenflugvorhersagen

Regionalansagen der einzelnen Bundesländer
aus dem deutschen Festnetz: 0,62 Cent/min. (Stand 1/2006)

- 0900 1 11548081 – Bereich Schleswig-Holstein
- 0900 1 11548082 – Bereich Hamburg
- 0900 1 11548083 – Bereich Bremen, Niedersachsen
- 0900 1 11548084 – Bereich Mecklenburg-Vorpommern
- 0900 1 11548085 – Bereich Nordrhein-Westfalen
- 0900 1 11548086 – Bereich Hessen
- 0900 1 11548087 – Bereich Berlin, Brandenburg
- 0900 1 11548088 – Bereich Sachsen-Anhalt
- 0900 1 11548089 – Bereich Thüringen
- 0900 1 11548090 – Bereich Sachsen
- 0900 1 11548091 – Bereich Saarland
- 0900 1 11548092 – Bereich Rheinland-Pfalz
- 0900 1 11548093 – Bereich Baden-Württemberg
- 0900 1 11548094 – Bereich Bayern

Pollenflugvorhersagen auch im Internet unter **www.pollenstiftung.de**

Internetadressen

- **www.atemwegsliga.de**
  Deutsche Atemwegsliga
- **www.aaaai.org**
  American Academy of Allergy, Asthma and Immunology
- **www.aafa.org**
  Asthma and Allergy Foundation of America
- **www.afgis.de**
  Aktionsforum Gesundheitsinformationsdienste
- **www.adiz.de**
  Allergie, Dokumentations- und Informationszentrum ADIZ
- **www.allergy.mcg.edu**
  American College of Allergy, Asthma and Immunology
- **www.asthma.ca**
  Asthma Society of Canada
- **www.asthma.org.uk**
  National Asthma Campaign
- **www.asthmalearninglab.com**
  Informationen zum Thema Asthma
- **www.asthmaschulung.de**
  Arbeitsgemeinschaft Asthma-Schulung im Kindes- und Jugendalter
- **www.bzga.de**
  Bundeszentrale für gesundheitliche Aufklärung
- **www.cdc.gov**
  Center For Disease Control and Prevention
- **www.daab.de**
  Homepage Deutscher Allergiker- und Asthmatikerbund e.V.
- **www.foodallergy.org**
  The Food Allergy Network et Anaphylaxis Network
- **www.lungensport.org**
  Arbeitsgemeinschaft Lungensport in Deutschland
- **www.lungenstiftung.de**
  Deutsche Lungenstiftung
- **www.lungentag.de**
  Informationen zum Deutschen Lungentag
- **www.lungusa.org**
  American Lung Association

- **www.milbenforschung.de**
  Informationen zum Thema Milben
- **www.nationaljewish.org**
  National Jewish Medical & Research Center
- **www.nhlbi.nih.gov**
  National Asthma Education Program Information
  National Heart, Lung, and Blood Association
- **www.patientenliga-atemweg.de**
  Homepage Patientenliga Atemwegserkrankungen
- **www.pollenstiftung.de**
  Homepage der Stiftung Deutscher Polleninformationsdienst
- **www.rauchfrei.de**
  Informationen über das Rauchen, Apotheker Werner Graef, Schwandorf
- **www.sicher-inhalieren.de**
- **www.worldallergy.org**
  World Allergy Organization

Patientenratgeber

- **Mit Asthma komm ich klar**
  Y. Dhein, H. Worth, Trias-Verlag
- **Asthma bronchiale**
  E. Haen, D. Uhl, Medpharm Scientific Publishers
- **Asthma ohne Angst**
  B. Richter, R. Götzinger, Kirchheim Verlag
- **Beck'sche Reihe/Asthma**
  H.J. Simon, C.H. Beck Verlag
- **Der große TRIAS-Ratgeber Asthma**
  T. Schmoller, V. Sill, Trias-Verlag
- **Fit trotz Asthma**
  P. Hannemann, Ehrenwirth Verlag
- **Frei von Asthma**
  K. Pirc, Lübbe Verlag
- **Leben mit Asthma, Bronchitis, Emphysem**
  L.S. Geisler, W. Jopp Verlag
- **Modernes Asthma-Management**
  T. Rothe, H. Huber Verlag

Stichwortverzeichnis